中等卫生职业教育创新教材

供中等职业教育护理等医学相关专业使用

五官科护理

（第3版）

主　编　姜宪辉

副主编　刘艳芳　朱淮灵

编　者　（按姓氏汉语拼音排序）

包美荣（大连医科大学附属第二医院）
黄文玲（桂东卫生学校）
姜宪辉（大连铁路卫生学校）
刘艳芳（晋中市卫生学校）
马金娇（广西医科大学附设玉林卫生学校）
商晓敏（沈阳市中医药学校）
杨燕平（吕梁市卫生学校）
张　笑（首都医科大学附属北京友谊医院）
朱淮灵（安徽省淮南卫生学校）

科学出版社

北　京

内 容 简 介

“五官科护理”是中等职业教育护理专业的一门专业选修课程。本课程的主要学习内容包括眼科护理、耳鼻咽喉科护理和口腔科护理。本课程的任务是使学生树立以“人的健康为中心”的护理理念，掌握五官科护理的基本理论、基本知识和基本技能。

本教材突出职业技能培养，强化职业教育与职业技能相结合；与国家护士执业资格考试相结合，突出国家护士执业资格考试中五官科护理的相关内容，课后自测题均以国家护士执业资格考试题型出现；注重工学结合，在教材中引入案例，护理评估、护理措施等内容与临床实际相结合，使教材与临床实践无缝对接，并在“中科云教育”在线学习平台上提供免费的数字化资源。

本教材主要供中等职业教育护理专业的师生使用。

图书在版编目（CIP）数据

五官科护理 / 姜宪辉主编 . —3 版 . —北京：科学出版社，2022.5

中等卫生职业教育创新教材

ISBN 978-7-03-070591-4

Ⅰ. 五… Ⅱ. 姜… Ⅲ. 五官科学－护理学－中等专业学校－教材

Ⅳ. R473.76

中国版本图书馆 CIP 数据核字（2021）第 228673 号

责任编辑：丁海燕 / 责任校对：杨 赛

责任印制：赵 博 / 封面设计：涿州锦晖

科 学 出 版 社 出版

北京东黄城根北街16号

邮政编码:100717

http://www.sciencep.com

保定市中画美凯印刷有限公司印刷

科学出版社发行 各地新华书店经销

*

2012年 6 月第 一 版 开本：850×1168 1/16

2022年 5 月第 三 版 印张：10

2024年11月第十七次印刷 字数：240 000

定价：39.80元

（如有印装质量问题，我社负责调换）

前　言

为了贯彻党中央、国务院关于加强和改进新形势下大中小学教材建设的意见，落实《国家职业教育改革实施方案》《职业院校教材管理办法》等文件精神，打造中等职业教育精品教材，契合卫生职业院校优势教学资源共建、共享的发展需要，编者在上一版教材的基础上进行修改，完成了本版教材的修订工作。

本版教材与上一版教材相比，主要在以下几方面进行了调整。

1. 注重课程思政，在教学中注重加强医德医风教育，着力培养学生“敬佑生命、救死扶伤、甘于奉献、大爱无疆”的医者精神，为此本教材添加了医者仁心模块。

2. 突出职业技能培养，强化职业教育与职业技能相结合。例如，教育部“1+X”证书制度中幼儿照护、母婴护理和老年照护专业涵盖了一些五官科护理的理论及实践内容。本教材在编写中强化了这些内容。

3. 与国家护士执业资格考试相结合，突出国家护士执业资格考试中五官科护理的相关内容，如喉炎、气管支气管异物、三叉神经痛等，课后自测题题型均与国家护士执业资格考试题型一致。

4. 注重工学结合，教材以临床案例导入教学，护理评估、护理措施等方面与临床实际相结合，实现教材与临床实践的无缝对接。

本教材突出了护理专业特色，以整体化系统护理观为指导，贯彻以人的健康为中心的护理理念，注重对学生人文素质的培养，内容包括眼科护理、耳鼻咽喉科护理、口腔科护理，正文中穿插案例、链接、考点、医者仁心等模块。本教材配套的教学课件等数字化资源，在“中科云教育”平台上以贴近教学目的、教学内容的数字化课程形式呈现。

本教材编写团队的编者均为双师型教师，具有丰富的临床实践经验及教学理论经验。本次教材编写得到了编者和编者所在单位的大力支持，在此一并感谢。

由于编者水平有限，教材中可能存在不足之处，恳请老师及同学们批评指正。编者的邮箱是 dlujxh@163.com。

姜宪辉

2021年3月

配 套 资 源

欢迎登录“中科云教育”平台，**免费**数字化课程等你来！

本教材配有图片、视频、音频、动画、题库、PPT 课件等数字化资源，持续更新，欢迎选用！

“中科云教育”平台数字化课程登录路径

电脑端

- 第一步：打开网址 http://www.coursegate.cn/short/IIJ6A.action
- 第二步：注册、登录
- 第三步：点击上方导航栏“课程”，在右侧搜索栏搜索对应课程，开始学习

手机端

- 第一步：打开微信“扫一扫”，扫描下方二维码
- 第二步：注册、登录
- 第三步：用微信扫描上方二维码，进入课程，开始学习

PPT 课件：请在数字化课程各章节里下载！

目　录

第1篇　眼科护理

第2篇　耳鼻咽喉科护理

第3篇　口腔科护理

第1篇 眼科护理

第1章

眼的应用解剖和生理

案例 1-1

18岁女孩美怡，平时喜欢戴彩色角膜接触镜。主诉：近1周左眼出现眼痛、畏光、流泪及视力下降。查体：左眼球结膜水肿、睫状充血、角膜溃疡。右眼未见异常。诊断为左眼角膜炎。

问题： 1. 美怡将彩色角膜接触镜戴在了眼睛的什么位置？

2. 角膜的解剖和生理特点各是什么？

眼为视觉器官，包括眼球、视路和眼附属器等部分。眼球接受外界光线成像于视网膜，经视路传导至视皮质产生视觉。眼附属器对眼球有支持、保护、营养和运动等功能。

第1节 眼球的应用解剖和生理

眼球（eye ball）近似球形，正常眼球的前后径在人刚出生时约16mm，3岁时平均为23mm，成年时平均为24mm，其垂直径和水平径比前后径略小。

眼球位于眼眶前部，借眶筋膜、韧带与眶壁相连，周围有眶脂肪垫衬，前面有眼睑保护，后部受眶骨壁保护。眼球向前方平视时，一般突出于外侧眶缘12～14mm，两眼球突出度相差通常不超过2mm。

眼球（图1-1）由眼球壁和眼球内容物组成。

一、眼 球 壁

眼球壁前部的角膜为单层纤维膜，后部的眼球壁分为三层，外层为纤维膜，中层为葡萄膜，内层为视网膜。

（一）外层

外层前1/6为透明的角膜，后5/6为乳白色的巩膜，主要由坚韧的胶原纤维组织构成，主要起保护眼内组织、维持眼球形态的作用。

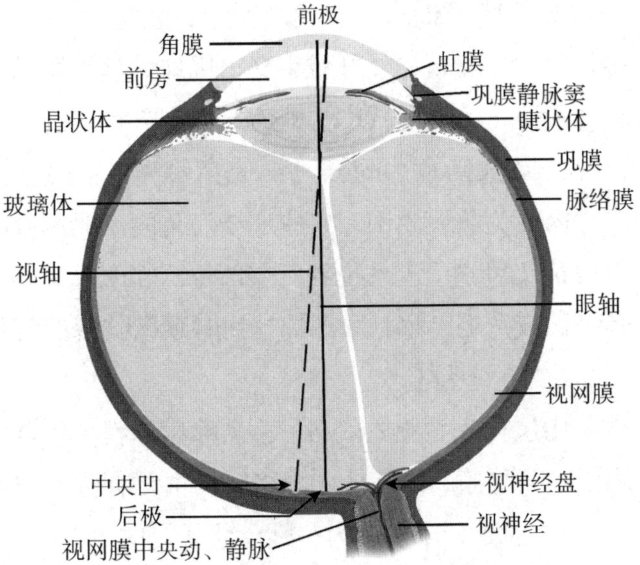

图1-1 眼球水平切面示意图

1. 角膜（cornea） 位于眼球前部中央呈略向前凸的透明偏横椭圆形组织，横径 11.5 ～ 12.0mm，垂直径为 10.5 ～ 11.0mm。角膜前表面曲率半径约为 7.8mm，后内面约为 6.8mm。角膜厚度中央部为 0.50 ～ 0.55mm，周边部约 1.0mm，是构成眼的屈光系统的重要组成部分。

组织学上角膜分为 5 层（图 1-2）：①上皮细胞层：由 5 ～ 6 层鳞状上皮细胞组成，无角化，再生能力强，损伤后修复快且不留瘢痕，易与其内面的前弹力层分离；②前弹力层：为一层均质无细胞成分的透明膜，损伤后不能再生；③基质层：约占角膜厚度的 90%，由近 200 层排列规则的胶原纤维束薄板组成，其间有角膜细胞和少数游走细胞，损伤后不能再生，形成瘢痕；④后弹力层：为较坚韧的透明均质膜，对化学物质和细菌毒素的抵抗力强，损伤后可再生；⑤内皮细胞层：为单层六角形扁平细胞构成，具有角膜 - 房水屏障功能，损伤后不能再生，依靠邻近细胞扩张和移行来覆盖。

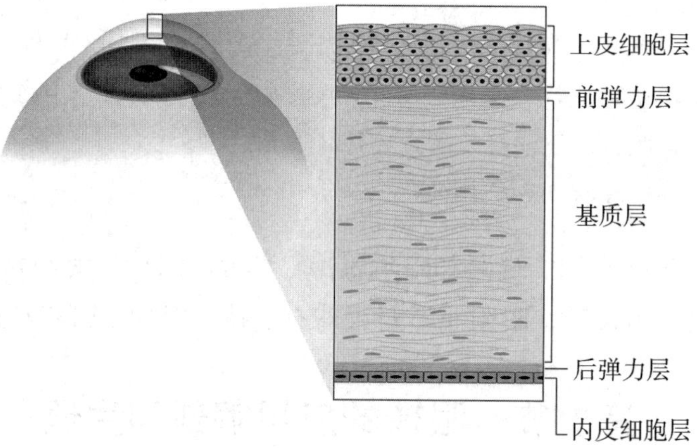

图 1-2　角膜横切面组织学示意图

角膜特点：①透明，表层无角化，含水量和屈折率恒定，是重要屈光介质，其屈光力占眼球总屈光力的 3/4；②无血管，角膜出现新生血管是重要的病理改变，其营养主要来自角膜缘血管网和房水，代谢所需的氧主要来自空气；③角膜上皮层含丰富的三叉神经末梢，角膜知觉特别敏感，对微小刺激即产生显著反应。

2. 巩膜（sclera） 呈乳白色，质地坚韧，主要由致密且相互交错的胶原纤维组成。前接角膜，后部视神经纤维束穿出眼球处呈网眼状称巩膜筛板。巩膜厚度各处不同，眼外肌附着处最薄（0.3mm），视神经周围最厚（1.0mm）。

3. 角巩膜缘（limbus） 是角膜和巩膜的移行区，宽 1 ～ 2mm，呈灰白色半透明。角巩膜缘内面为巩膜内沟，内有环绕房角的小梁网及巩膜静脉窦（Schlemm 管）等组织结构，是前房角及房水引流系统的所在部位，临床上又是许多内眼手术切口的标志部位。另外，角巩膜缘比较薄弱，也是眼球钝挫伤时眼球破裂的常见部位。

（二）中层

中层为葡萄膜（uvea），又称血管膜、色素膜，富含色素和血管，包括三部分，由前到后依次为虹膜、睫状体和脉络膜，主要有营养和遮光作用。

1. 虹膜（iris） 为一圆盘状膜，中央有一个圆孔即瞳孔，2.5 ～ 4.0mm。虹膜颜色因种族而异。我国人虹膜多呈棕褐色。虹膜表面有辐射状凹凸不平的皱褶称虹膜纹理和隐窝。虹膜组织内有两种肌肉：瞳孔括约肌和瞳孔开大肌。瞳孔括约肌环绕瞳孔周围，由副交感神经支配，司缩瞳作用；瞳孔开大肌向虹膜周边部呈放射状排列，由交感神经支配，司散瞳作用。瞳孔随光线的强弱而缩小或扩大，称为瞳孔的对光反应。由于虹膜位于晶状体的前面，当晶状体脱位或手术摘除后，虹膜失去依托，在眼球转动时可发生虹膜震颤。

2. 睫状体（ciliary body）　是位于虹膜根部与脉络膜之间、宽 6 ～ 7mm 的环状组织，其矢状面略呈三角形。睫状体前 1/3 较肥厚，称睫状冠，宽约 2mm，富含血管，内表面有 70 ～ 80 个纵行放射状突起，称睫状突，其上皮细胞可分泌房水；后 2/3 薄而平坦，称睫状环。睫状体有丰富的肌纤维，称睫状肌。该肌由外侧的纵行、中间的放射状和内侧的环形三组肌纤维构成，受副交感神经支配，其收缩与舒张，可以松弛或拉紧悬韧带，调节晶状体屈光度。睫状体内富含血管和三叉神经末梢，因此炎症时可产生渗出物并引起显著疼痛。

3. 脉络膜（choroid）　为葡萄膜的后部，前起锯齿缘，后止于视盘周围，介于视网膜与巩膜之间，有丰富的血管和色素细胞。脉络膜主要营养外层，并有遮光作用。

（三）内层

内层为视网膜（retina），是眼的感光部分，为一层透明的膜，前起锯齿缘，后止于视神经盘，位于脉络膜的内侧。按胚胎发育来源，可分为两层，外层为色素上皮层，内层为视网膜神经感觉层。两层间有一潜在间隙，视网膜脱离即由此处分离。

视网膜后极部有一中央无血管的凹陷区，称为中心凹，又称黄斑，是由于该区富含叶黄素而得名。其中央有一小凹，称为中心小凹，也称黄斑中心凹，是视网膜上视觉最敏锐的部位。中心凹处可见反光点，称中心凹反射。

视网膜神经感觉层主要由三级神经元构成，视细胞是第一级神经元，分视锥细胞和视杆细胞两种。视锥细胞主要分布在黄斑，感强光（明视觉）和色觉，视杆细胞分布在黄斑以外的视网膜周边部，感弱光（暗视觉）和无色视觉，如果视杆细胞功能障碍，则产生夜盲。双级细胞为第二级神经元，神经节细胞为第三级神经元。黄斑中心凹只有视锥细胞，三级神经元在此处为单线连接，故黄斑视觉最敏锐和精确。

距黄斑鼻侧约 3.0mm 处，有一直径约 1.5mm 边界清楚的、橙红色的圆形盘状结构，称为视神经盘，又称为视神经乳头，是视网膜上视觉神经纤维汇集组成视神经、向视中枢传递穿出眼球的部位。视盘中央有小凹陷区，称视杯。

考点 眼球壁各层的解剖与生理特征

二、眼内容物

眼内容物包括房水、晶状体和玻璃体，为无血管和神经的透明物质。眼内容物和角膜共同构成眼的屈光系统。

（一）房水

房水（aqueous humor）为透明液体，由睫状体的睫状突上皮细胞产生，充满前房与后房，前房容积约 0.2ml，后房容积约 0.06ml。房水具有营养角膜、晶状体、玻璃体，提供氧气，排出代谢产物，维持正常眼压的功能。

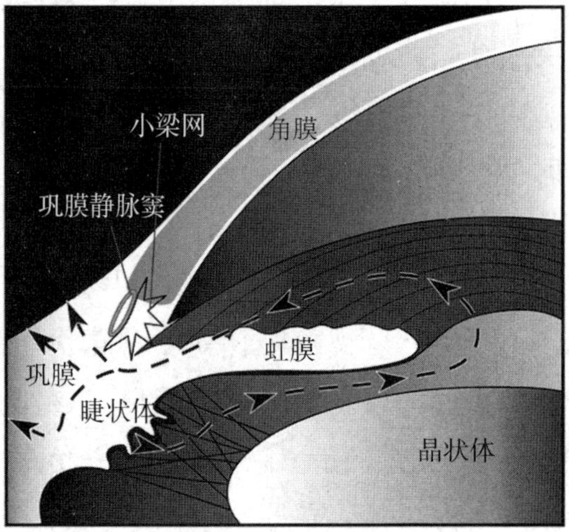

图 1-3　房水循环示意图

房水的循环途径（图 1-3）为房水由睫状突上皮细胞产生后进入后房，经瞳孔到前房，再经前房角小梁网、巩膜静脉窦，最后进入巩膜表层的睫状前静脉而回到血液循环。当房水循环发生障碍时可致眼压升高而发生青光眼。

（二）晶状体

晶状体（lens）形如双凸透镜，位于虹膜之后玻璃体之前，通过晶状体悬韧带与睫状体联系固定。晶状体直径约 9mm，中央厚度 4 ～ 5mm。晶状体主要功能是与睫状肌一起共同完成调节作用，晶状体由晶状体囊和晶状体纤维组成。一生中晶状体纤维不断生成，并将旧的纤维挤向中心，逐渐硬化而形成晶状体核。晶状体核外较新的纤维称为晶状体皮质。晶状体富有弹性，随年龄增长晶状体核逐渐浓缩、增大，弹性逐渐减弱，表现为老视。晶状体无血管，其营养由房水提供。当晶状体囊受损或房水代谢发生变化时，可发生混浊形成白内障。

（三）玻璃体

玻璃体（vitreous body）为透明的胶质体，主要成分为水，充满于玻璃体腔内，占眼球内容积的 4/5，玻璃体无血管，其营养来自脉络膜和房水，无再生能力，除有屈光作用外，主要是对视网膜和眼球壁起支持作用。随年龄增加，玻璃体内黏多糖解聚，可呈凝缩和液化状态，表现为可见漂浮物（飞蚊症）。

考点 眼球内容物的解剖和生理特征

第 2 节　视　　路

视路（图 1-4）是视觉传导的神经通路。信息从视网膜光感受器开始，到大脑枕叶视中枢。视网膜神经纤维汇集于眼底后极部，形成视神经盘，其纤维通过巩膜筛板穿出眼球，形成视神经。向后通过视神经孔、视神经管进入颅内。两侧视神经来自视网膜鼻侧的纤维在蝶鞍处交叉到对侧，与同侧的视网膜颞侧纤维合成左、右视束，视束绕过大脑脚，

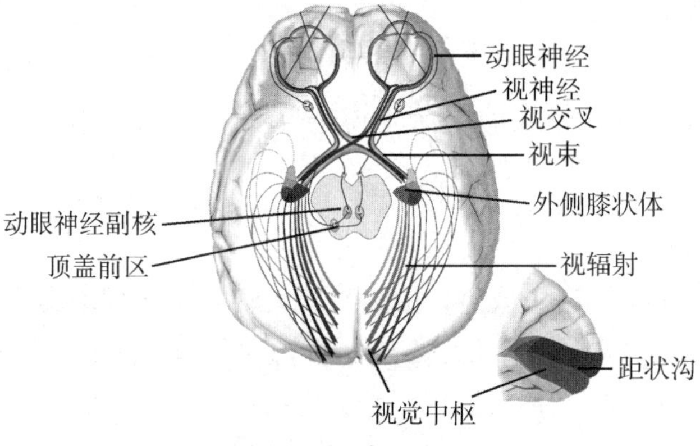

图 1-4　视路示意图

终止于外侧膝状体更换神经元，新的视纤维经过内囊、颞叶形成视放射，终止于枕叶皮质纹状区的视中枢。

链接

儿童视觉的发育

新生儿眼球在大体解剖结构上已接近发育完全，但黄斑中心凹尚未发育良好，出生后 5 个月在形态上才发育成熟。新生儿的视觉只能追随较大的物体，较大的婴儿才能注意到小物体或物体的细部特征。小儿在最初生活的几年里视觉功能十分脆弱，很容易受到异常视觉条件的影响。双眼视觉的关键期从出生后几个月开始，一直延续至 12 岁左右，可塑性高峰期在 2 岁左右。

视路各部的神经纤维排列极有规律，因此，当视路不同部位受损，则出现相应的视野改变，这种变化对眼底病及颅内占位性病变的定位诊断有很重要的意义。视神经外由视神经鞘膜包裹，此鞘膜是三层脑膜的延续。鞘膜间隙与颅内同名间隙连通，有脑脊液填充。当颅内压升高时，常发生视神经盘水肿。

第 3 节　眼附属器的应用解剖和生理

一、眼　　睑

眼睑（eyelid）覆盖于眼球表面，分上睑和下睑，上、下睑缘间的裂隙称睑裂，其内外联结处分别称内眦和外眦。眼睑游离缘称睑缘，睑缘分为前唇和后唇。前唇钝圆，有 2 ～ 3 行排列整齐的睫毛，毛囊周围有皮脂腺（Zeis 腺）及变态汗腺（Moll 腺），开口于毛囊。后唇呈直角，与眼球表面紧密接触。两唇间有一条灰色线，为皮肤与结膜的交界处。灰线与后唇之间有一排细孔，为睑板腺的开口。上下睑缘的内侧端各有一个乳头状突起，其上有一个小孔称为泪点。眼睑的主要功能是保护眼球免受损伤，眼睑的瞬目运动可使泪液润湿眼球表面。

眼睑组织学上从外向内分 5 层。

1. 皮肤层　眼睑的皮肤是人体最薄的皮肤之一，易形成皱褶，有利于眼睑的开闭活动。

2. 皮下组织层　由疏松结缔组织和少量脂肪构成。局部炎症或肾病时容易出现水肿，外伤时易淤血。

3. 肌层　由眼轮匝肌、上睑提肌和 Müller 肌构成。眼轮匝肌由面神经支配，司眼睑闭合。当面神经麻痹时，会发生睑裂闭合不全和溢泪。提上睑肌由动眼神经支配，司提起上睑作用。动眼神经麻痹时会出现上睑下垂。睑板肌受交感神经支配，收缩时使睑裂增大。

4. 睑板　是由致密结缔组织形成的半月状结构，睑板内有若干与睑缘呈垂直方向排列的睑板腺。睑板腺是全身最大的皮脂腺，开口于睑缘，分泌类脂质，对眼表面起润滑作用。

5. 睑结膜　为眼睑的内表面，紧贴睑板，透明光滑。

链接

眼睛成像的光学原理

人的眼睛和照相机的结构很像，人眼角膜类似于照相机的镜头，上下眼睑类似于快门，晶状体与睫状肌类似于调焦装置，瞳孔类似于光圈，控制光量，色素膜类似于暗盒，视网膜相当于底片。

二、结　膜

结膜（conjunctiva）是一层薄的半透明黏膜，覆盖于眼睑后面和眼球巩膜前表面，按解剖部位不同分为睑结膜、球结膜和穹隆结膜，这三部分结膜形成一个以睑裂为开口的囊状间隙，称结膜囊。

1. 睑结膜　与睑板牢固黏附，不能被推动，正常情况下可见小血管走行和透见部分睑板腺管。上睑结膜距睑缘后唇约 2.0mm 处，有一条与睑缘平行的浅沟，称上睑下沟，较易存留异物。

2. 球结膜　覆盖于眼球前部巩膜表面，止于角巩膜缘，是结膜的最薄和最透明部分，可被推动。

3. 穹隆结膜　是睑结膜和球结膜两者的移行部分。此部结膜组织疏松，多皱褶，便于眼球活动。

结膜组织内分布有杯状细胞和副泪腺，分泌黏液和泪液以湿润眼球表面。结膜的感觉受三叉神经支配。

三、泪　器

泪器（lacrimal apparatus）包括泪腺和泪道两部分（图 1-5）。

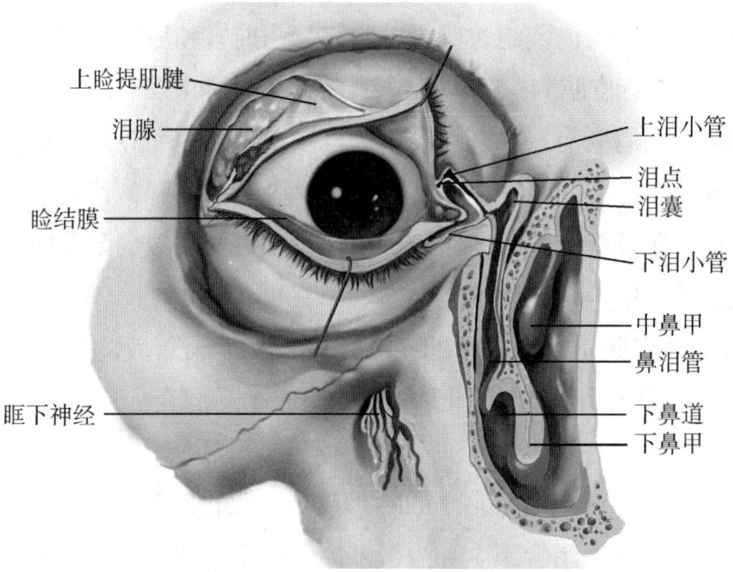

图 1-5　泪腺和泪道

（一）泪腺

泪腺位于眼眶外上方的泪腺窝内，正常时从眼睑不能触及。泪腺的排出管 10 ～ 12 根，开口于外侧上穹隆结膜。副泪腺位于穹隆结膜下，分泌泪液润湿结膜囊。泪液为弱碱性透明液体，含有溶菌酶、免疫球蛋白等，泪液除具有润滑眼表作用外，还具有杀菌、预防感染的作用。

（二）泪道

泪道是泪液的排出通道，总长约 40mm。

1. 泪小点　是泪道的起始部，位于上、下睑缘内眦端，贴附于眼球表面。

2. 泪小管　为连接泪小点与泪囊的小管。从泪小点开始后的 1 ～ 2mm，泪小管与睑缘垂直，然后呈一直角转为水平位，长约 8mm。到达泪囊前，上、下泪小管多先汇合成泪总管达泪囊部，亦有直接进入泪囊的。

3. 泪囊　位于泪囊窝内。其上方为盲端，下方与鼻泪管相连接。

4. 鼻泪管　位于骨性鼻泪管内，上接泪囊，开口于下鼻道。

四、眼 外 肌

眼外肌（extraocular muscle）是司眼球运动的肌肉。每眼有 6 条眼外肌，即 4 条直肌和 2 条斜肌。4 条直肌为上直肌、下直肌、内直肌和外直肌，它们均起自眶尖部视神经孔周围的总腱环，向前展开越过眼球赤道部，分别附着于眼球前部的巩膜上。内、外直肌的主要功能是使眼球向肌肉收缩的方向转动。上、下直肌走向与视轴成 23°，收缩时除使眼球有上、下转动的主要功能外，同时还有内转内旋、内转外旋的作用。2 条斜肌是上斜肌和下斜肌。上斜肌起自眶尖总腱环，沿眶上壁向前至眶内上缘，穿过滑车向后转折，附着于眼球外上巩膜处。下斜肌起自眼眶下壁前内侧上颌骨眶板近泪窝处，经下直肌与眶下壁之间，向后外上伸展，附着于赤道部后外侧的巩膜上。上、下斜肌的作用力方向与视轴成 51°，收缩时主要功能是分别使眼球内旋和外旋，次要作用上斜肌为使眼球下转、外转，下斜肌为使眼球上转、外转。

五、眼　　眶

眼眶（orbit）为四棱锥体形的骨窝，其开口向前，尖朝向后略偏内侧，成人眶深为 40 ～ 50mm，容积为 25 ～ 28ml。眼眶有四个壁：上壁、下壁、内侧壁和外侧壁。眼眶外侧壁较厚，其前缘稍偏后，眼球暴露较多，有利外侧视野开阔，但也增加了外伤机会。其他三壁骨质较薄，较易受外力作用而发生骨折，且与额窦、筛窦、上颌窦毗邻。由于眼眶与鼻窦关系密切，鼻窦的炎症或肿瘤常累及眼眶内。

眼眶内容纳了眼球、眼外肌、泪腺、血管、神经和筋膜等，其间有脂肪填充，脂肪起软垫作用。眶内无淋巴管和淋巴结。眶外上角有泪腺窝、内上角有滑车窝，内侧壁前下方有泪囊窝。泪囊窝前缘为泪前嵴，为泪囊手术的重要解剖标志。

考点　眼附属器各部的解剖生理特征

医者仁心　**“人民英雄”张定宇以“渐冻之躯”铸起战疫铜墙铁壁**

2019 年年底，一场突如其来的不明原因肺炎疫情在武汉被发现。12 月 29 日，首批患者转入武汉市金银潭医院，时任金银潭医院院长的张定宇感到了前所未有的挑战。那段时间，他每天都要忙到凌晨。早在 2018 年，他确诊患上“渐冻症”，双腿肌肉萎缩，高强度的工作让他的身体亮起了红灯，有几次差一点摔倒。在这场“战疫”之中，他率领金银潭医院 600 多名医护，与援鄂医疗队一起，救治了 2800 余名患者，其中不少为重症、危重症患者。2020 年 9 月，在全国抗击新冠肺炎疫情表彰大会上，张定宇被授予“人民英雄”国家荣誉称号。

自 测 题

A_1 型题

1. 眼球近似球形，其前后径平均为
   A. 21mm　B. 32mm
   C. 24mm　D. 22mm
   E. 28mm
2. 黄斑中心凹的细胞构成是
   A. 只有视锥细胞
   B. 大部分为视锥细胞，含少量视杆细胞
   C. 只有视杆细胞
   D. 大部分为视杆细胞，含少量视锥细胞
   E. 视锥细胞和视杆细胞数量相等
3. 下列哪项不是角膜的特点
   A. 无血管，修复和抵抗能力弱
   B. 神经丰富、感觉敏锐
   C. 透明
   D. 调节进入眼内光线量
   E. 屈光，像前凸后凹的透镜
4. 下列哪项叙述与虹膜无关
   A. 虹膜呈圆盘状结构
   B. 中央有一圆孔称瞳孔
   C. 虹膜表面有辐射状凹凸不平的皱褶
   D. 虹膜的颜色因种族而异
   E. 虹膜是屈光系统的一部分

（姜宪辉）

第 2 章
眼科患者的护理概述

案例 2-1

患者，女，65 岁，近期视力下降，眼前有黑影飘动，视物变形。该患者有高血压、糖尿病病史二十余年。

问题：1. 患者需要做哪些眼科检查？

2. 如何对该患者进行护理评估？

第 1 节　眼科患者的护理评估

眼科患者的护理评估是有计划、系统地收集资料的过程，是整个护理程序的基础。目的是为患者的健康状态建立基础资料，为正确制订护理诊断提供依据。

（一）健康史

1. 既往史　①许多全身疾病有眼部表现，因此要认真询问患者的既往病史，如外伤、糖尿病、低血钙可引起白内障；高血压可引起高血压性视网膜病变；颅内占位性病变可引起视神经乳头水肿和视神经萎缩等。②眼病还可由其他眼病所继发，如虹膜睫状体炎可继发青光眼、并发白内障等。③患病、检查与治疗经过，如病毒性角膜炎的复发病史。

2. 家族遗传史　遗传性的眼病在临床中比较常见，如视网膜色素变性、先天性色盲等。

3. 生活与工作环境　有些眼病与工作环境和生活环境相关，如长期接触三硝基甲苯可导致白内障。

4. 发病诱因　许多因素可诱发眼病，如情绪激动、暗室停留时间过长可诱发急性闭角型青光眼的发作；剧烈撞击可导致视网膜震荡和视网膜脱离。

（二）身心状况

1. 主要症状和体征评估

（1）视功能障碍。视功能的变化反映眼部病情的变化，反映治疗护理效果，是最重要的评估项目，包括视力下降、视野缺损、眼前黑影、复视、视物变形、夜盲、色觉障碍等。

（2）感知异常。常有眼痛、眼干涩、眼痒、异物感、畏光等。眼痛多见于眼部炎症，如睑腺炎、结膜炎、角膜炎等；也可见于青光眼、眼外伤、屈光不正等疾病。

（3）流泪和溢泪。泪液分泌增多而流出眼睑外，称为流泪。溢泪是指泪液分泌正常，因泪道阻塞，泪液无法流入鼻腔排出而溢出眼睑之外，见于泪道狭窄和阻塞。

（4）眼部充血。分为结膜充血、睫状充血和混合性充血三种类型。结膜充血见于结膜炎；

睫状充血见于角膜炎、虹膜睫状体炎和青光眼等。

（5）眼部分泌物。分泌物的性质取决于不同的病因，常见的有浆液性、黏液性、脓性等，清洁眼部分泌物是感染性眼病的重要护理原则。

（6）角膜混浊。可见于角膜水肿、炎症和瘢痕。角膜水肿是由于眼压急剧升高所致，呈雾状混浊。角膜瘢痕可分为云翳、斑翳、白斑，对视力有不同程度的影响。

（7）角膜后沉着物（keratic precipitates，KP）。炎症细胞或色素沉积于角膜后表面，被称为 KP。其形成需要角膜内皮损伤和炎症细胞或色素同时存在。主要见于角膜炎、葡萄膜炎等。

2. 心理、社会因素评估　视功能的改变对患者的工作、学习和生活都有极大的影响，因此容易出现焦虑、悲观、情绪低落等心理反应。了解和评估患者的心理状况，给予患者关怀、支持及帮助。

考点 眼科患者的护理评估

第 2 节　眼科常用检查及护理配合

（一）视功能检查

视功能检查包括视力、视野、色觉、暗适应等方面，这些检查大部分属于主观检查。

1. 视力　视力即视锐度，反映视网膜黄斑中心凹处的视觉敏锐度，也称中心视力，是最主要的视功能，分为远视力及近视力两种。

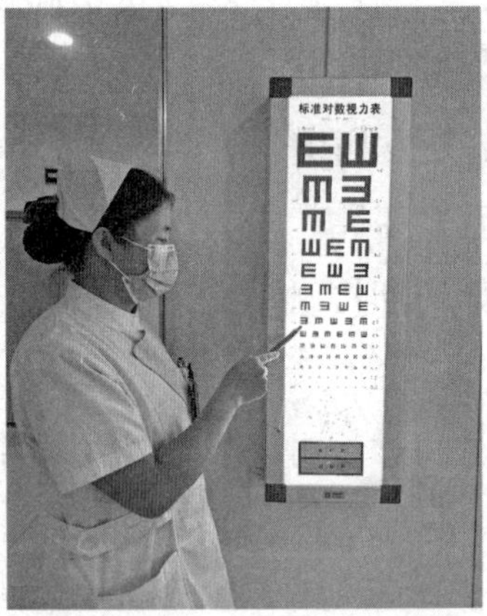

图 2-1　护士在进行远视力检查

（1）远视力检查（图 2-1）。常用“E”字形国际远视力表和标准对数视力表检查远视力。远视力表悬挂处光线要充足，检查距离为 5m 远，若置反光镜，视力表距镜面为 2.5m。检查时两眼分别进行，一般先右后左，自上而下，逐行辨认，能全部看清最小视标的那一行，其旁的数字即表示该眼的视力。正常视力标准为 1.0。若看不到 1.0 行，则记录看清最小视标行的小数。如能看清 0.6 行，则视力记为 0.6，其余以此类推。若在 5m 远看不清 0.1 行，则令患者前移至看清时为止，依如下公式记录之，视力 =0.1× 患者与视力表距离（m）/5（m），如在 2m 处看清 0.1 行，则视力 =0.1×2/5=0.04。对在 1m 处仍不能辨认第一行视标者，应检查其眼前分辨指数的能力，记录其最远距离，如为 30cm，则记为“指数 /30cm”。如在眼前也不能分辨指数，则将手掌放在被检者眼前摆动，如能辨认，则记下最远距离，如“手动 /20cm”。若在眼前不能辨出手动，可在暗室测光感。用小灯光或手电光，测试被检者正确判断眼前亮光的能力，如能辨出光亮则记为“光感”，并记录其辨出光亮最远的距离，如在最远 3m 处能辨出光亮，则记录为“光感 /3m”，否则记为“无光感”。

（2）近视力检查。常用标准近视力表或 Jaeger 近视力表检查。检查距离为 30cm，照明充足，避免反光。与远视力检查基本相同，但可以调整距离以获得最佳视力。正常近视力为“1.0/30cm”；若近视力不良，则以最佳视力和距离记录之，如“1.0/15cm”“1.0/40cm”等。

考点 远视力检查的方法

2. 视野　是眼向前方固视某一点时所见的空间范围，反映视网膜周边部功能，亦称周边视力。距注视点 30° 以内的范围称为中心视野，30° 以外的范围称为周边视野。视野检查对眼底病、视路疾病及青光眼的诊断有重要价值。

（1）对比法。这是一种简单易行不需要任何设备的动态视野检查法，可以粗略检查明显的视野缩小。检查者与被检者相距 0.5m，对视而坐。检查右眼时，检查者以左眼与被检者右眼彼此注视，各遮盖另眼，检查左眼则相反。检查者以手指或视标置于二人等距离处，从周边向中心移动，如被检者能在各方向与检查者同时看到视标，其视野大致正常（检查者应为正常视野）。

（2）弧形视野计（图 2-2）。其底板为 180° 的弧形板，半径 33cm，用以动态检查周边视野，其移动视标的旋钮与记录笔同步运行，操作简单方便。

（3）Goldmann 视野计。为一台投射式半球形视野计，这种视野计的球面照度均匀一致，对视标的大小及亮度进行了比较精确的定量，可同时检查周边视野和中心视野，明显增加了视野计检查的准确性、可重复性和敏感性。

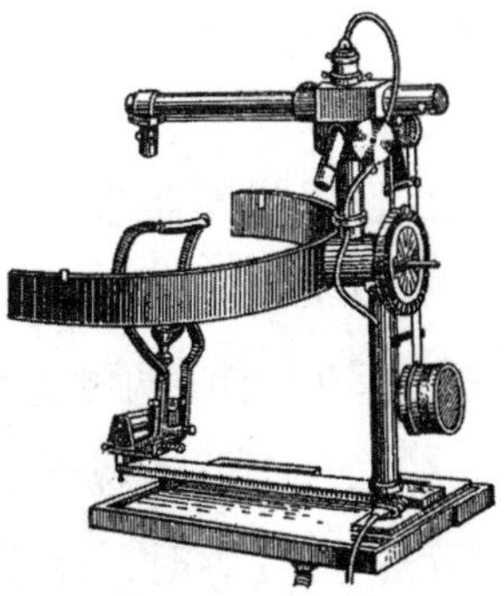

图 2-2　弧形视野计

（4）平面视野计。让受检者坐在黑色屏前 1m 处，遮盖一眼，受检眼注视屏中心的注视点，先测出生理盲点的位置和大小，再沿各径线检查视野中有无暗点或视野缺损。

3. 色觉　是人眼的辨色能力，反映了视锥细胞的功能。色觉异常可分为先天性和后天性，先天性色觉异常属于性连锁隐性遗传病，后天性色觉异常为某些眼病、颅脑病变、全身疾病及中毒所致。

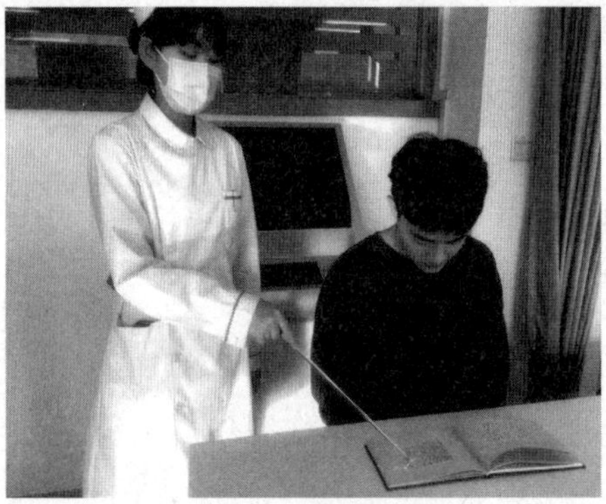

图 2-3　色觉检查

色觉检查法（图 2-3）是在室内良好的自然光线下，让受检者双眼同时看色盲检查图，距离约 0.5m，让其在 5 秒内读出图中数字或图形，然后按所附说明书判断其色觉为正常、色盲或色弱，不识字的患者应用图形检查。检查时应避免在强光、灯光或有红绿色背景的环境中进行，色盲图要保持图面整洁，禁止用手擦摸，以防弄脏和变色，用毕妥善保存。

考点 色觉的检查方法

4. 其他视功能检查

（1）暗适应。当人从明处进入暗处时，起初对周围物体无法辨认，以后逐渐能看清暗处的物体，这种对光敏感度逐渐增进，最终达到最佳状态的过程称为暗适应。它反映了视杆细胞内视紫红质复原的过程。暗适应检查常用夜光表在暗室内行对比法检查，或用暗适应计检查。视网膜色素变性、维生素 A 缺乏症等可导致被检查者暗适应时间延长，甚至夜盲。

（2）立体视觉。又称深度觉，是感知物体立体形状及不同物体相互远近关系的能力。它是双眼视觉的最高层次，对周围物体的远近、深浅、凹凸和高低有精细的分辨能力。检查的基本内容包括同时视、融像和立体视。

（3）视觉电生理检查。包括视网膜电图及视觉诱发电位，是应用视觉电生理仪测定视网膜受闪光或图形刺激时，在视觉过程中发生的生物电活动，以此生物电的变化作为客观指标，来阐明视觉生理，并为视觉系统疾病的诊断、预后及疗效评定提供依据。眼电图记录的是眼的静息电位（不需额外光刺激），一般与视网膜电图反应一致，可用于儿童。

（二）眼部检查

眼部检查应在良好照明下系统地进行。检查前应该详细地询问患者病史，检查时动作应轻柔，态度应和蔼，按由外向内，先右眼后左眼的顺序进行。检查传染性眼病时，应先检查健眼，后检查患眼，以免交叉感染。检查小儿时，可嘱家长将小儿手足及头部固定后，再进行检查。

1. 眼附属器检查

（1）眼睑。观察睑缘有无内翻或外翻，睫毛有无倒睫，睫毛根部有无鳞屑、脓痂和溃疡；眼睑运动如何，两侧睑裂是否对称，闭合功能是否正常；眼睑皮肤有无红肿、淤血、瘢痕或肿物。

（2）泪器。观察泪腺部位有无红肿、压痛；泪点有无外翻或闭塞；泪囊部位有无红肿或瘘管，无红肿时，用手指挤压泪囊部观察有无分泌物自泪点溢出；必要时可进行泪道冲洗以观察是否通畅。

（3）结膜。将上眼睑向上翻转，检查上睑结膜和穹隆部结膜。方法如下，嘱患者双眼放松，向下注视，检查者用一手示、拇二指轻提近睑缘皮肤，示指下压，拇指上推，即可顺利翻转上睑；该手将上睑固定于眶上缘，另一手向上推压眼球，上穹隆即可暴露。检查下睑及下穹隆结膜时，只需用拇指或示指将下睑向下牵拉，同时嘱患者向上注视，即可完全暴露。检查时注意有无充血、乳头、滤泡、结石、异物或瘢痕。检查球结膜时，观察有无充血、出血、水肿、异物、色素沉着及新生物等，应特别注意区分结膜充血与睫状充血（表 2-1）。

表 2-1　结膜充血与睫状充血的鉴别

	结膜充血	睫状充血
血管来源	结膜后动、静脉	睫状前动、静脉
充血原因	结膜炎	角膜炎、虹膜睫状体炎
部位	浅	深
颜色	鲜红色	暗红色
形态	血管呈网状、树枝状	血管呈放射状，轮廓不清
移动性	推动球结膜时，血管随着移动	推动球结膜时，血管不随着移动

（4）眼球位置及运动。观察两眼位置是否相同；眼球大小有无异常，有无突出、凹陷；观察眼球的运动是否正常等。

（5）眼眶。观察眼眶是否对称；眶缘触诊有无缺损，眶内有无肿物。

考点 眼睑及结膜的检查内容

2. 眼前段检查　检查眼前段常用两种方法，一种是利用聚光手电筒配合放大镜进行检查；另一种是采用裂隙灯显微镜及一些附件进行检查。

（1）角膜。观察角膜大小、形状、弧度、透明度等，注意有无异物、浸润、水肿、溃疡、瘢痕、血管翳等病变；角膜感觉有无异常；角膜后有无沉着物。

（2）巩膜。观察巩膜颜色有无充血、出血、黄染、色素沉着等，注意有无结节及压痛。

（3）前房。观察房水有无混浊、积血、积脓及前房的深浅。

（4）虹膜。观察虹膜颜色、纹理。注意有无新生血管、结节、萎缩，有无与角膜或晶状体粘连，有无震颤。

（5）瞳孔。观察瞳孔大小，两侧瞳孔是否等大、正圆，正常瞳孔直径为 2.5 ～ 4.0mm；瞳孔的位置及运动有无异常；注意有无后粘连及对光反应状态。

（6）晶状体。观察晶状体有无混浊和位置改变，必要时应进行散瞳检查。

3. 眼后段检查　眼后段检查常用检眼镜（图 2-4）在暗室里进行。

（1）玻璃体，检查前应进行散瞳，注意观察玻璃体内有无出血及黑影漂浮。

（2）眼底，眼底检查通常在暗室内自然瞳孔下进行，注意观察视网膜、脉络膜有无出血、水肿、脱离等，视神经盘有无水肿、萎缩等。若瞳孔过小或详查眼底，应滴快速散瞳剂，等瞳孔散大后再进行详细的检查。

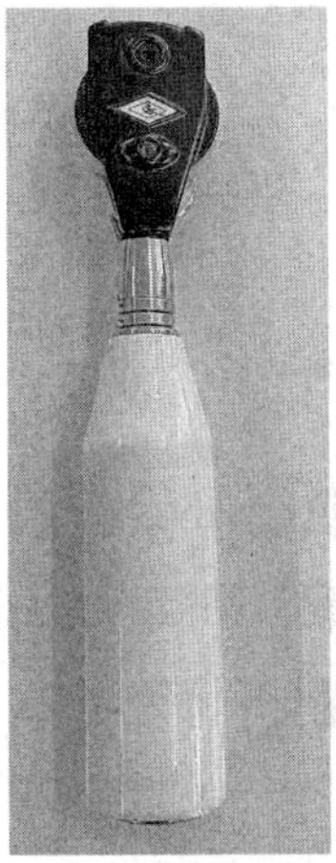

图 2-4　检眼镜

链接

裂隙灯显微镜检查

裂隙灯显微镜是眼科最常用的检查工具之一，可放大 10 ～ 16 倍，协助眼病的诊断和治疗。通过调节焦点和光源宽窄，可将透明的眼组织切成一个光学切面，经显微镜放大后，可以详细观察结膜、角膜、前房、虹膜及晶状体等组织的细微变化。裂隙灯显微镜附加前置镜、前房角镜和三面镜后，可检查前房角、玻璃体和眼底的变化。

（三）眼科特殊检查

1. 眼压测量　眼内压简称眼压，是眼球内容物作用于眼球壁的压力。测量眼压对青光眼的诊断及治疗具有重要意义，正常眼压范围为 10 ～ 21mmHg（1mmHg=0.133kPa）。

（1）指测法（图 2-5）。测量时，嘱受检者两眼向下注视，检查者将两手示指尖放在上睑板上缘的皮肤面，两指交替轻压眼球，检查波动感，借指尖触知的硬度或抵抗力来判断眼压的高低。初学者可触压自己的前额、鼻尖和嘴唇，粗略感受高、中、低三种眼压。记录时以 T_n 表示正常眼压，用 T_{+1} ～ T_{+3} 表示眼压增高的程度，用 T_{-1} ～ T_{-3} 表示眼压降低的程度。

（2）眼压计测量法。眼压计分为压陷式、压平式和非接触式三类。常用 Schiötz 眼压计测量（图 2-6），受检者低枕仰卧，滴 0.5% 丁卡因 2 ～ 3 次。在等待麻醉起效期间，应检查眼压计，先在试板上试测指针是否指零，再用乙醇棉球擦拭底板待干。测量时嘱受检者两眼直视眼前一个目标或受检者手指，使两眼角膜保持水平正中位置，检查者右手持眼压计，左手拇指及示指分开上下眼睑，并固定于眶缘上，不可压迫眼球。将眼压计底板垂直放在角膜中央，观察指针刻度，如读数小于3，应更换更重的砝码再进行检测。测量毕，结膜囊内滴抗生素眼药水，并嘱被检者闭目休息片刻。

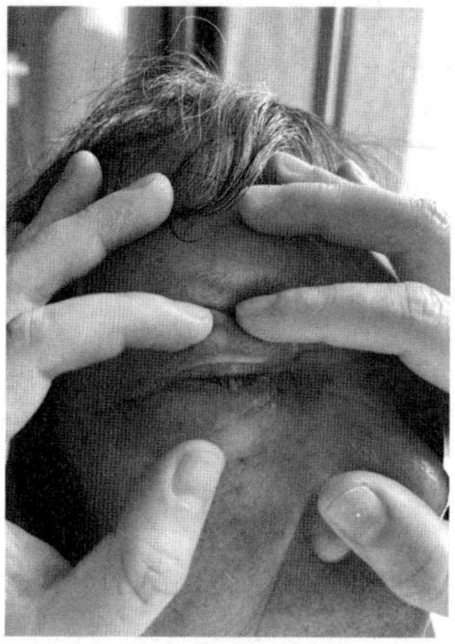

图 2-5 眼压测量（指测法）

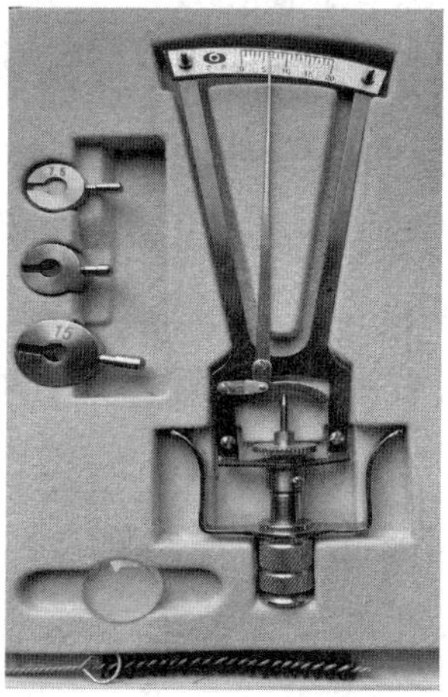

图 2-6 Schiötz 眼压计

上述眼压计为压陷式，所测数值受眼球壁硬度的影响。目前国际通用的最准确的眼压计是 Goldmann 眼压计，基本不受眼球壁硬度和角膜弯曲度的影响。非接触眼压计可避免通过眼压计引起的交叉感染，但眼压的准确性在＜ 8mmHg 和＞ 40mmHg 者误差较大。

2. 眼屈光检查　屈光检查即验光，用以检查患眼的屈光状态，作为配镜或治疗的依据。

（1）主觉验光法。指被检眼处于调节放松的条件下，检查者遵照标准的验光程序，通过被检者对不同球柱联合的镜片的主观视力反应，来决定被检眼屈光状态和程度的方法。常用插片法，不散瞳，根据患者的裸眼视力，通过试镜达到最佳视力。此法不够精确，供验光时参考。

（2）他觉验光法。是一种较准确的客观测量屈光不正的方法。儿童散瞳检影验光法先用 1% 阿托品眼膏或者托吡卡胺散瞳，每日涂眼 1 次，连用 3 天散瞳剂，使睫状肌充分麻痹，然后在暗室内用检影镜观察被检眼瞳孔区的影动，来判断其屈光状态，确定屈光不正的度数。成人可行小瞳孔检影验光法。

3. 其他检查

（1）眼底荧光血管造影。分为荧光素血管造影及吲哚菁绿血管造影两种。将造影剂从肘静脉快速注入，注射 5 ～ 8 秒后检查者开始拍摄，根据疾病确定拍摄的时间。荧光素血管造影以荧光素钠为造影剂，主要反映视网膜血管的情况，吲哚菁绿血管造影以吲哚菁绿为造影剂，反映脉络膜血管的情况。少数患者在注射荧光素后会出现恶心、呕吐、荨麻疹等过敏反应，稍做休息，常可恢复。必要时也可给予抗过敏药。

（2）眼部超声波检查。超声探查是利用声能反射特性构成波形或图像供观察人体解剖结构和病理变化。检查方法包括 A 型超声、B 型超声和彩色多普勒成像。用于眼球生物测量、了解眼内及眶内病变性质，协助眼部疾病的诊断和治疗。

（3）光学相干断层成像检查，为一种新的光学诊断技术。该技术采用激光进行视网膜断层扫描，主要用于眼底多种疾病的诊断及青光眼视网膜神经纤维层厚度的测量。

第 3 节　眼科手术患者的常规护理

（一）手术前常规护理

1. 术前检查　完成各项术前检查，了解患者的全身状况及有关全身疾病的控制情况；有异常情况应及时通知医生，采取必要的措施或延期手术。

2. 术前用药　术前 3 天开始用抗生素眼药水滴眼，每日 3 ～ 4 次，以清洁结膜囊，预防术后感染。

3. 术前准备　训练患者眼球运动，让患者向各方向转动眼球，以利于医护人员手术中观察治疗情况；指导患者抑制咳嗽，患者用舌尖顶上腭或用手指按压人中穴，避免术中及术后身体突然震动引起前房积血或切口裂开。给予清淡、易消化、富有营养的饮食，保持大便通畅；局麻患者术前不要进食过多，全麻患者术前 8 小时禁食、6 小时禁饮。

4. 心理护理　外眼手术多为门诊小手术，护士术前应向患者及家属解释手术方式、手术时间及注意事项，亲切解答患者关注的问题，消除患者的紧张心理，使患者配合，以便手术顺利进行。

（二）手术后常规护理

1. 一般护理　嘱患者安静地卧床休息，全麻患者清醒前给予去枕平卧位，头偏向一侧，防止呕吐后误吸。术眼加眼罩，防止碰撞，并嘱患者不要自行解开眼垫、绷带。

2. 护理观察　注意观察局部有无出血或伤口的渗血情况；眼垫、绷带有无松脱；嘱患者不要做摇头、挤眼等动作。

3. 饮食护理　嘱患者多进食水果蔬菜，保持大便通畅；对便秘者应给予缓泻剂。

4. 用药护理　按医嘱局部或全身用药。如有呕吐可给予止吐药，疼痛可给予止痛药等。如术眼疼痛剧烈则应马上报告医生，采取有效措施。

自 测 题

A_3/A_4 型题

（1 ～ 2 题共用题干）

患者，女，50 岁，突然发生眼球胀痛、眼红、视物不清半天，遂到眼科门诊就诊。

1. 指测患者眼压偏高，应记录为

A. T_{+1}　　B. T_{+2}

C. T_n　　D. T_{-1}

E. T_{-2}

2. 用 Schiötz 眼压计测量眼压，下列哪一项操作是错误的

A. 取出眼压计，检查是否灵敏

B. 眼压计底盘用乙醇棉球擦拭，并等待干燥

C. 右手持眼压计，将底盘垂直轻放于角膜中央

D. 观察指针刻度后迅速提起眼压计

E. 测量时可以压迫眼球

（3～5题共用题干）

患者，男，34岁，2天前右眼被树枝刮伤，伴眼痛、畏光、流泪、眼红、视力锐减2天，遂来医院诊治。

3. 查远视力，左眼1.0，右眼在2m处才看清最大字母，其远视力为

A. 0.08　　B. 0.07

C. 0.06　　D. 0.05

E. 0.04

4. 检查见右眼外眦侧近角膜缘的球结膜充血明显，血管呈放射状，模糊不清，此症状为

A. 眼睑充血　　B. 睑结膜充血

C. 球结膜充血　　D. 睫状充血

E. 结膜混合充血

5. 眼前段检查包括

A. 角膜、巩膜、前房、虹膜、瞳孔、玻璃体

B. 角膜、巩膜、前房、虹膜、瞳孔、晶状体

C. 角膜、巩膜、前房、虹膜、视网膜、晶状体

D. 角膜、黄斑、前房、虹膜、瞳孔、晶状体

E. 角膜、巩膜、前房、虹膜、脉络膜、晶状体

（姜宪辉）

第3章 眼睑及泪器疾病患者的护理

第1节 眼睑疾病患者的护理

一、睑腺炎

案例 3-1

患者，女，20岁。主诉：左眼下睑红肿、疼痛3天。查体：左眼下睑皮肤红肿，近内眦部睑缘处触及一个硬结，压痛明显，左眼其他检查未见异常。

问题： 1. 该患者的主要护理问题是什么？

2. 应采取什么护理措施？

（一）概述

睑腺炎（hordeolum）又称麦粒肿，是细菌侵入眼睑腺体而引起的一种急性化脓性炎症，多数致病菌为葡萄球菌，特别是金黄色葡萄球菌。睑腺炎可以分为外睑腺炎和内睑腺炎两种，眼睑睫毛毛囊或附属皮脂腺、汗腺的感染称外睑腺炎；睑板腺的感染称内睑腺炎。

（二）护理评估

1. 健康史　询问患者是否注意用眼卫生，是否便秘，是否有糖尿病等慢性消耗性疾病。

2. 身心状况

（1）身体状况

1）外睑腺炎。初起时眼睑红肿范围较弥散，可找到明显的压痛点或硬结，病变靠近外眦部时，可引起球结膜水肿，可有同侧淋巴结肿大和压痛，数日后局部皮肤出现黄色脓点，硬结软化，可自行溃破，随后炎症明显减轻、消退。

2）内睑腺炎（图3-1）。由于受睑板组织限制，一般范围较小，患处有硬结、疼痛和压痛，睑结膜面局限充血、肿胀，数日后其中心形成黄色脓点，可自行穿破睑结膜而痊愈。

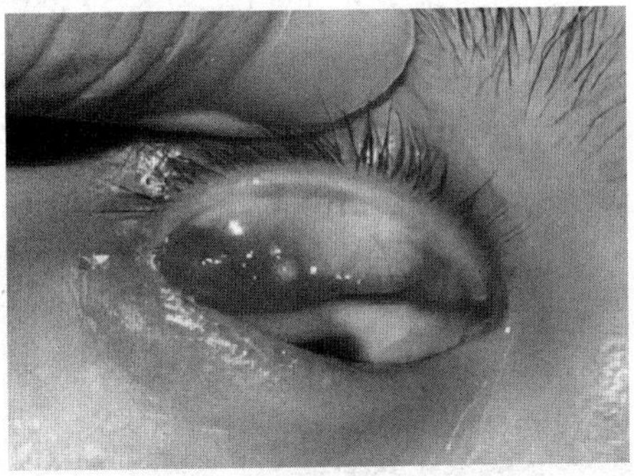

图 3-1　内睑腺炎

（2）并发症。可出现眼睑脓肿、海绵窦血栓形成等。

（3）心理、社会状况。睑腺炎起病较急，有明显疼痛不适，且影响外观，易引起患者焦虑心理。

3. 辅助检查　对病情严重的患者可行血常规检查、细菌培养及药敏试验。

（三）治疗要点

早期热敷，局部抗炎，已形成脓肿者应切开排脓。

（四）主要护理诊断/问题

1. 急性疼痛　与急性炎症有关。

2. 舒适度减弱　与炎症引起的肿痛有关。

（五）护理措施

1. 一般护理　早期局部热敷可以促进血液循环，有助于炎症吸收。热敷每日 3 ～ 4 次，每次 10 ～ 15 分钟。热敷时应注意温度，预防烫伤。

2. 用药护理　护士遵医嘱应用抗生素滴眼液和眼膏，指导患者正确地滴用眼药水或涂用眼药膏的方法，重症者全身应用抗生素。

3. 手术护理　护士嘱患者当脓肿尚未形成时，不能挤压排脓，由于眼睑和面部的静脉无瓣膜，挤压有可能会使炎症扩散，引起眼睑蜂窝织炎，甚至形成海绵窦血栓或败血症。当脓肿形成后，如未溃破或虽已破溃但排脓不畅者应切开排脓。外睑腺炎在睑皮肤面平行于睑缘切开，以尽量减少瘢痕。内睑腺炎在睑结膜面垂直于睑缘切开，以避免过多损伤睑板腺腺管和血管。

考点　内、外睑腺炎的手术护理要点

（六）健康教育

1. 加强锻炼，提高机体抵抗力，养成良好的用眼卫生习惯，不用脏手或不洁物揉眼。

2. 有慢性结膜炎、睑缘炎者，及时治疗炎症。屈光不正者矫正视力。

二、睑板腺囊肿

（一）概述

睑板腺囊肿（chalazion）又称霰粒肿，是睑板腺特发性无菌性慢性肉芽肿性炎症。由于睑板腺排出口阻塞，腺体的分泌物潴留在睑板内，对周围组织产生慢性刺激而引起。多见于青少年或中年人，一般无明显症状。

（二）护理评估

1. 健康史　询问患者是否用脏手或不洁物揉眼。

2. 身心状况

（1）身体状况。患者多无自觉症状，较小的囊肿经仔细触摸才能发现，较大的囊肿可使眼睑皮肤隆起。检查可见眼睑皮下形成圆形硬结（图 3-2），睑结膜面可呈紫红色的微隆起，如继发细菌感染，其表现与内睑腺炎相似。

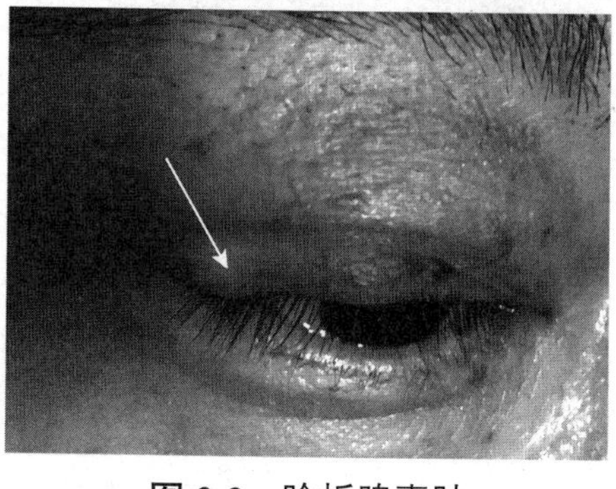

图 3-2　睑板腺囊肿

（2）并发症。可出现眼睑脓肿、眼睑蜂窝织炎等。

（3）心理、社会状况。患者由于病程较长，易引起焦虑心理。

3. 辅助检查　可对反复发作的中老年患者进行病理

检查，以排除睑板腺癌。

（三）治疗要点

囊肿小而无症状者无需处理，有时可自行消散。较大的囊肿行热敷效果差，如囊肿不能吸收，应手术切除。

（四）主要护理诊断 / 问题

1. 舒适度减弱　与患眼眼睑肿块有关。

2. 有感染的危险　与未及时就诊有关。

（五）护理措施

1. 一般护理　见睑腺炎护理。

2. 手术护理　遵医嘱按眼科手术患者的常规护理；术中协助医生做好睑板腺囊肿刮除术，在睑结膜面垂直于睑缘方向切开囊壁，用小刮匙刮净囊肿内容物及囊壁，如囊壁不易刮除，可用剪刀剪除，结膜囊内涂抗生素眼膏，无菌敷料包扎患眼；术后用手掌根部压迫眼部 10 ～ 15 分钟，观察局部无出血，嘱患者次日来诊，眼部换药。

（六）健康教育

指导睑板腺分泌旺盛者，注意眼部清洁卫生。嘱患者术后按时换药和门诊随访。

三、睑内翻与倒睫

（一）概述

睑内翻（entropion）指眼睑特别是睑缘向眼球方向卷曲的位置异常。倒睫是睫毛倒向眼球，触及眼球的不正常状况。睑内翻和倒睫常同时存在，如长期不愈，角膜可发生新生血管和混浊，并失去透明性，导致视力障碍。

睑内翻分为三类。

1. 先天性睑内翻　多见于婴幼儿，大多由于内眦赘皮、睑缘部眼轮匝肌过度发育或睑板发育不全所引起。

2. 退行性睑内翻　多发生于下睑，常见于老年人，由于下睑缩肌无力，眶隔和下睑皮肤松弛失去牵制眼轮匝肌的收缩作用，以及老年人眶脂肪减少，眼睑后面缺少足够的支撑所致。

3. 瘢痕性睑内翻　由睑结膜及睑板瘢痕性收缩所致。沙眼是最常见的发病原因，外伤、结膜烧伤、结膜天疱疮等也可引发。

（二）护理评估

1. 健康史　了解患者的既往史，如内眦赘皮、结膜烧伤，眼睑皮肤松弛等情况。

2. 身心状况

（1）身体状况。患者有持续性异物感、刺痛、畏光、流泪、眼睑痉挛等症状。检查可见睑缘向眼球方向卷曲，摩擦眼球引起结膜充血，角膜混浊，甚至形成角膜溃疡，可有不同程度的视力障碍。

（2）并发症。可出现角膜炎、角膜瘢痕形成。

（3）心理、社会状况。可影响患者的生活、工作，易产生焦虑心理。

3. 辅助检查 裂隙灯显微镜检查可了解角膜的病变。

（三）治疗要点

先天性睑内翻随年龄增长可自行消失，因此不必急于手术，如果内翻严重，长期刺激引起角膜损伤，则可考虑手术治疗。退行性睑内翻大多需要手术治疗。瘢痕性睑内翻必须手术治疗，解除倒睫对眼球的伤害。

（四）主要护理诊断/问题

1. 急性疼痛 与睫毛刺激角膜有关。

2. 舒适度减弱 与睫毛摩擦眼球有关。

（五）护理措施

1. 用药护理 护士遵医嘱给予抗生素滴眼液滴眼，预防角膜炎发生。

2. 对症护理 及时去除异物感、疼痛原因，如仅有 1 ～ 2 根倒睫，可用镊子拔除，或采用睫毛电解法。也可用胶布法或缝线法在眼睑皮肤面牵引，使睑缘向外复位。

3. 手术护理 按眼科手术患者的常规护理，术后观察伤口有无渗血及睑内翻矫正情况。

（六）健康教育

1. 纠正不良生活习惯，积极防治沙眼、结膜烧伤等原发病。

2. 其他类型睑内翻应尽早治疗，减少角膜炎、视力下降等并发症的发生。

四、睑 外 翻

（一）概述

睑外翻（ectropion）指睑缘向外翻转离开眼球，睑结膜常有暴露。

睑外翻可分为三类。

1. 瘢痕性睑外翻 眼睑皮肤面瘢痕性收缩所致。

2. 退行性睑外翻 仅限于下睑。发生原因为老年人眼轮匝肌功能减弱，眼睑皮肤及外眦韧带也较松弛，使睑缘不能紧贴眼球，并因下睑本身重量使之下坠而引起下睑外翻。

3. 麻痹性睑外翻 仅限于下睑。由于面神经麻痹，眼轮匝肌收缩功能丧失，下睑因本身重量使之下坠而发生睑外翻。

（二）护理评估

1. 健康史 了解患者的既往史，如眼睑外伤、面神经麻痹、眼睑皮肤松弛等情况。

2. 身心状况

（1）身体状况。患者有眼痛、畏光、流泪等症状。检查可见暴露在外的睑结膜充血、肥厚、干燥、角化，常合并眼睑闭合不全。严重睑外翻常有眼睑闭合不全，使角膜失去保护，角膜上皮干燥脱落，导致暴露性角膜炎或溃疡。

（2）并发症。可出现干眼、暴露性角膜炎或溃疡。

（3）心理、社会状况。睑外翻可以影响患者容貌，患者易产生焦虑不安、自卑心理。

3. 辅助检查 裂隙灯显微镜检查可了解角膜的病变。

（三）治疗要点

睑外翻可使患者颜面仪容受影响，并引起并发症，应及早手术矫正。

（四）主要护理诊断 / 问题

1. 舒适度减弱　与溢泪、眼痛、眼干涩有关。

2. 知识缺乏：缺乏睑外翻治疗护理的相关知识。

（五）护理措施

1. 一般护理　指导患者正确擦拭眼泪的方法，即用手帕由下睑往上擦，以防止加重睑外翻。

2. 用药护理　遵医嘱滴抗生素滴眼液防治角膜炎。

3. 对症护理　指导合并眼睑闭合不全的患者保护角膜的方法，如佩戴治疗性软性角膜接触镜，减少泪液蒸发，保持眼球湿润；或结膜囊内涂大量抗生素眼膏，并盖眼垫；也可配合医生行暂时性睑缘缝合术。

4. 手术护理　需要手术的患者，遵医嘱按眼科手术患者的常规护理。

5. 心理护理　对患者进行心理疏导，缓解其焦虑情绪，使其正确对待疾病，配合治疗。

（六）健康教育

重视安全教育，避免眼外伤。防治面神经麻痹。注意保护角膜，防止并发症的发生。

链接

上睑下垂

上睑下垂是指上睑的上睑提肌和 Müller 平滑肌功能不全或丧失，导致上睑部分或全部下垂的现象。在向前方注视时，上睑缘遮盖上部角膜超过 2mm。先天性上睑下垂常因动眼神经或上睑提肌发育不良所致，具有遗传性。以双眼多见。继发性上睑下垂可因动眼神经麻痹、颅脑外伤、神经系统疾病、重症肌无力、高血压、糖尿病等引起。平视时患眼上睑位置低于正常，为了克服上睑对视线的遮挡，患者皱额抬眉，额纹加深，眉毛高竖。双眼上睑下垂的患者可有仰头视物表现。先天性上睑下垂患儿在 3 岁左右手术治疗；重度先天性上睑下垂患儿手术可提早到 1 岁左右，以防止发生弱视。继发性上睑下垂应针对病因治疗，保守治疗 1 年左右，无效时考虑手术治疗。常用的手术方法有上睑提肌缩短术和额肌悬吊术。

第 2 节　泪囊炎患者的护理

案例 3-2

患者，女，65 岁，农民。主诉：左眼流泪、分泌物增多 2 年。查体：左眼下睑内眦部皮肤潮红，挤压泪囊区，有脓性分泌物自下泪点溢出，左眼结膜充血明显，角膜透明，左眼其他检查未见异常。

问题：1. 该患者主要的护理诊断是什么？

2. 护理措施有哪些？

3. 本病的并发症有哪些？该如何预防？

（一）概述

泪囊炎（dacryocystisis）因鼻泪管狭窄或阻塞，致使泪液潴留于泪囊内，伴细菌感染，引发急性或慢性感染。慢性泪囊炎多见于中老年女性，单侧多见。常见的致病菌为肺炎球菌、溶血性链球菌、金黄色葡萄球菌等，患者主要表现为溢泪。慢性泪囊炎使结膜囊长期处于带菌状态，如果发生眼外伤或施行内眼手术，容易导致细菌性角膜溃疡或化脓性眼内炎。

链接

流泪与溢泪

流泪、溢泪都表现为泪液外流于面部。泪道功能正常，由于眼部刺激或情绪激动使泪液分泌过多而来不及由泪道排出，称为流泪，如人在极度悲伤时常会“泪如泉涌”，心情激动时“热泪盈眶”，被烟熏到、切洋葱时释放的物质刺激而“泪流满面”。泪液分泌正常而泪道排出受阻，泪液自睑缘溢出者称为溢泪，如泪道炎症、外伤等。

（二）护理评估

1. 健康史　了解患者的既往史，如有无沙眼、泪道外伤、慢性鼻炎、鼻息肉等情况。

2. 身心状况

（1）身体状况

1）慢性泪囊炎。主要症状是溢泪，检查可见患眼内眦部皮肤潮红、糜烂，湿疹，结膜慢性充血，指压泪囊大量黏脓性分泌物自泪小点溢出。

2）急性泪囊炎。多数在慢性泪囊炎的基础上发生，严重时伴畏寒、发热等全身症状。检查可见泪囊区皮肤红肿，触之坚实、剧痛，炎症可扩展到眼睑、鼻根及面颊部，甚至可引起眶蜂窝织炎，可形成脓肿及泪道瘘管。

（2）并发症。可出现角膜炎、眼内炎。

（3）心理、社会状况。患者有明显不适，容貌受到影响，易引起焦虑心理。

3. 辅助检查　泪囊分泌物的细菌培养及药敏试验，可明确细菌种类，为用药提供重要参考。

（三）治疗要点

①急性泪囊炎：抗炎，禁止泪道冲洗与探通。②慢性泪囊炎：抗炎，泪道冲洗与探通，手术治疗。

（四）主要护理诊断 / 问题

1. 舒适度减弱　与溢泪及脓性分泌物的刺激有关。

2. 知识缺乏：缺乏泪囊炎治疗护理的相关知识。

（五）护理措施

1. 一般护理　向患者解释溢泪原因，缓解其焦虑情绪。急性泪囊炎可局部热敷。

2. 用药护理　①急性泪囊炎：全身及局部使用抗生素。②慢性泪囊炎：遵医嘱应用抗生素眼药水，每次滴药前挤压泪囊区，排净泪囊内的分泌物，再滴抗生素眼药水。

3. 对症护理　慢性泪囊炎进行泪道冲洗，清除泪囊内的分泌物，并注入药液，治疗炎症，以求恢复泪道功能。泪道探通应在脓液消失后进行，以防炎症扩散。

4. 手术护理　常用的手术方法是泪囊鼻腔吻合术，无法吻合时行泪囊摘除术。护士遵医嘱按眼科手术患者的常规护理，注意术后换药，观察伤口有无渗血、红肿等情况。

考点　慢性泪囊炎的临床特征及护理措施

（六）健康教育

1. 及早治疗沙眼、慢性鼻炎等疾病。

2. 告知患者泪囊炎的潜在危害，指导其积极治疗，防止并发症的发生。

自 测 题

A_1/A_2 型题

1. 郭某，男，65 岁。半年来反复出现睑板腺囊肿，医生建议术后标本送病理检查。此项检查的目的是排除
   A. 局部血肿　B. 病变组织残留
   C. 睑板腺癌　D. 瘢痕组织增生
   E. 局部感染

2. 邓某，男，17 岁。因晨起发现睑缘睫毛根部有红肿硬结而就诊。经检查诊断为外睑腺炎。此病早期护理措施正确的是
   A. 尽早切开排脓　B. 用针穿刺
   C. 挤压排脓　D. 局部冷敷
   E. 局部热敷并涂抗生素眼膏

3. 下列哪项是睑内翻、倒睫最常见的病因
   A. 沙眼　B. 慢性结膜炎
   C. 上睑下垂　D. 睑腺炎
   E. 面神经麻痹

4. 下列关于睑板腺囊肿的说法，正确的是
   A. 睑板腺的急性炎症
   B. 睑内翻可以引起
   C. 不会复发
   D. 睑板腺特发性无菌性慢性炎症
   E. 可自行消退

（杨燕平　姜宪辉）

第4章 结膜病、角膜病及干眼病患者的护理

第1节 结膜病患者的护理

结膜是一层薄而透明的黏膜组织，覆盖于眼睑后面和眼球前部巩膜表面，位置暴露，直接与外界接触，容易受到外界各种因素侵袭。因此，结膜的疾病相当多见，有些严重的结膜炎还可以致盲。

一、急性细菌性结膜炎

案例 4-1

患者，男，25岁。主诉：双眼红、异物感，分泌物增多2天，早晨起床时，双眼被"眼屎"粘住。近期患者所在社区有"红眼病"流行。查体：双眼视力5.0，结膜充血明显，结膜囊有较多黏液脓性分泌物，角膜透明，双眼其他检查未见异常。

问题： 1. 该患者的护理诊断是什么？

2. 护理要点有哪些？

（一）概述

急性细菌性结膜炎（acute bacterial conjunctivitis）又称急性卡他性结膜炎，俗称"红眼病"，常见致病菌为表皮葡萄球菌、金黄色葡萄球菌、流感嗜血杆菌及肺炎球菌。传染性强，多见于春秋季节，可散发感染，也可流行于学校、工厂等集体生活场所。

（二）护理评估

1. 健康史　了解患者的用眼卫生习惯及生活、工作环境，是否与他人共用洗漱用具，是否去过公共浴池洗澡，是否有传染性眼病患者接触史，或近期是否去过"红眼病"流行区域等情况。

2. 身心状况

（1）身体状况。患者自觉眼部异物感、灼热感、流泪，分泌物多，视力一般不受影响，若分泌物附着在角膜表面，可致一过性视物模糊。检查时见结膜明显充血（图4-1），脓性或黏液脓性分泌物（图4-2），重症患者结膜有假膜形成或伴有全身症状如发热、乏力等不适。通常发病3～4天炎症最重，随后逐渐好转，病程多少于3周。

（2）并发症。可出现角膜炎、角膜溃疡。

（3）心理、社会状况。眼部病变常影响患者外观，易产生焦虑、孤独、自卑心理。

3. 辅助检查　结膜分泌物涂片和结膜刮片可见多形核白细胞增多，必要时进行细菌培养及药敏试验，以明确致病菌和选择敏感抗生素。

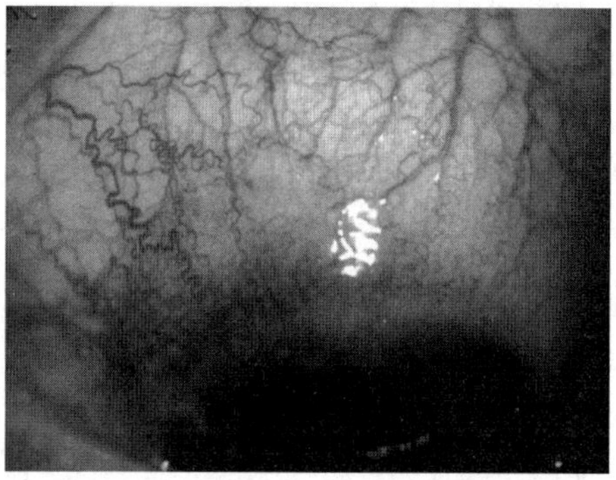

图 4-1　急性细菌性结膜炎结膜充血

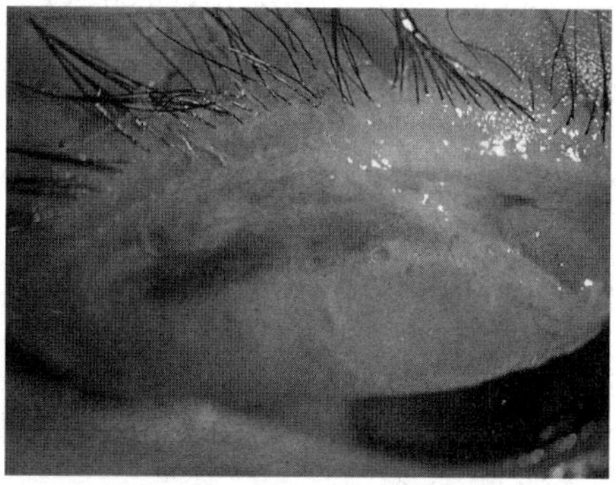

图 4-2　急性细菌性结膜炎脓性分泌物

（三）治疗要点

由于本病有传染性，易造成流行，一经确诊，应及时给予相应隔离和有效抗生素治疗。

（四）主要护理诊断 / 问题

1. 舒适度减弱　与异物感、灼热感和分泌物增多有关。

2. 知识缺乏：缺乏防治急性结膜炎的相关知识。

（五）护理措施

1. 一般护理　禁止热敷和包扎患眼，但可佩戴太阳镜以减少光线的刺激。清除分泌物，保持结膜囊清洁，患眼分泌物少时可用棉签拭去，分泌物多时用 0.9% 氯化钠溶液或 3% 硼酸溶液冲洗结膜囊。冲洗时要小心操作，避免损伤角膜上皮，冲洗液勿流入健眼，以免造成交叉感染。

2. 用药护理　遵医嘱用药，以眼局部用药为主，一般首选广谱、强效抗生素，如氨基糖苷类或喹诺酮类抗生素，如 0.3% 妥布霉素、1% 阿奇霉素、0.3% 氧氟沙星、0.3% 加替沙星以及 0.3% ～ 0.5% 左氧氟沙星滴眼液或眼药膏。

3. 做好消毒隔离工作　目的是防止分泌物扩散和交叉感染。患者应实行接触性隔离；患者的用具、物品及接触过的医疗器皿要严格消毒；患者用过的敷料要及时装入医疗垃圾袋，专门处理。医护人员接触患者后要严格洗手、消毒，必要时应戴防护眼镜。

（六）健康教育

1. 加强卫生宣传教育，讲解传染性眼病的防治知识。

2. 养成良好的卫生习惯，不用手、衣袖、不洁毛巾等擦眼，提倡一人一巾一盆，毛巾勤洗、勤晾晒。

3. 本病流行期间尽量不进入浴池、游泳池、美发店、宾馆等公共场所。

二、病毒性结膜炎

（一）概述

病毒性结膜炎（viral conjunctivitis）是一种常见感染性眼病，具有起病快、传染性强、发病率高的特点，通常有自限性。按病程分为急性、慢性两组，前者多见，包括流行性角结膜炎、流行性出血性结膜炎和咽结膜热等，后者包括传染性软疣性睑结膜炎、麻疹病毒性角结膜炎等。临床上以流行性角结膜炎和流行性出血性结膜炎较为常见，前者主要由 8、19、29 和 37 型腺病毒引起，后者由 70 型肠道病毒引起。

（二）护理评估

1. 健康史　了解患者的用眼卫生习惯及生活、工作环境，是否与他人共用洗漱用具，是否去过公共浴池洗澡或游泳池游泳，是否有传染性眼病接触史，或近期去过传染性眼病流行区域等情况。

2. 身心状况

（1）身体状况

1）流行性角结膜炎。主要症状有眼红、疼痛、畏光、伴有水样分泌物。检查可见结膜充血，急性期眼睑水肿，结膜充血水肿，48 小时内出现滤泡和结膜下出血；角膜染色可见点状上皮脱落；发病数天后，角膜可出现弥散的斑点状上皮损害；患者常出现耳前淋巴结肿大和压痛。

2）流行性出血性结膜炎。常见症状有眼痛、畏光、异物感、流泪、结膜下出血、眼睑水肿等。检查可见结膜下出血呈点状或片状，多数患者有滤泡形成，伴有上皮角膜炎和耳前淋巴结肿大。

（2）并发症。可出现角膜炎，儿童可出现腹泻、中耳炎等。

（3）心理、社会状况。患者可有焦虑情绪。

3. 辅助检查　结膜刮片见大量单核细胞，病毒培养、PCR 检测、血清学检查可协助病原学诊断。

（三）治疗要点

由于本病有传染性，易造成流行，一经确诊，要及时给予相应隔离和抗病毒、对症治疗。

（四）主要护理诊断 / 问题

1. 舒适度减弱　与异物感、畏光、流泪、分泌物增多有关。

2. 急性疼痛　与病毒侵犯角膜有关。

（五）护理措施

1. 一般护理　出现感染时尽可能避免人群之间的接触；局部冷敷和使用血管收缩剂可减轻症状。

2. 用药护理　遵医嘱应用干扰素滴眼剂、0.1% 阿昔洛韦滴眼剂、0.15% 更昔洛韦滴眼剂等，合并细菌感染时加用抗生素治疗。

3. 做好消毒隔离工作　参照急性细菌性结膜炎。

考点 传染性眼病的消毒隔离措施

（六）健康教育

参照急性细菌性结膜炎。

三、免疫性结膜炎

（一）概述

免疫性结膜炎（immunological conjunctivitis）是结膜对外界过敏原的一种超敏性免疫反应。临床上以春季角结膜炎和泡性角结膜炎常见。春季角结膜炎是反复发作的双侧慢性眼表疾病，有环境和种族倾向，主要影响儿童和青少年，20 岁以下男性多见。泡性角结膜炎是以角膜、结膜或角膜缘出现一种以疱疹结节为主要特征的角膜结膜病变，目前认为是由微生物蛋白质引起的迟发型免疫反应性疾病。常见致病微生物包括结核杆菌、金黄色葡萄球菌、白色念珠菌、球孢子菌属，以及沙眼衣原体等。

（二）护理评估

1. 健康史　询问患者有无结核病史，是否对花粉及粉尘过敏等。

2. 身心状况

（1）身体状况

1）春季角结膜炎。患者自觉双眼奇痒，可伴畏光、流泪、大量黏性分泌物。春季角结膜炎根据眼部体征的不同，可分为睑结膜型、角结膜缘型及混合型。睑结膜型的特点是睑结膜呈粉红色，上睑结膜巨大乳头呈铺路石样排列，乳头形状不一，扁平外观，包含有毛细血管丛；角结膜缘型常见于黑色人种，上下睑结膜均出现小乳头，角膜缘有黄褐色或污红色胶样增生，上方明显；混合型即睑结膜和角膜同时出现上述两型检查所见。

2）泡性角结膜炎。多见于女性、青少年及儿童，春夏季节好发。有轻微的异物感，如果累及角膜则症状加重。泡性角结膜炎初起为实性、隆起的红色小病灶，周围充血，角膜缘处三角形病灶，尖端指向角膜，顶端易溃烂形成溃疡，多在 10 ～ 12 天内愈合，不留瘢痕。病变发生在角膜缘时，有单发或多发的灰白色小结节。

（2）并发症。可出现角膜炎。

（3）心理、社会状况。病程长，可反复发作，易引起患者的焦虑情绪。

3. 辅助检查　结膜刮片可见嗜酸性粒细胞增多。

（三）治疗要点

积极寻找病因，给予抗过敏治疗。

（四）主要护理诊断 / 问题

1. 舒适度减弱　与过敏反应有关。

2. 知识缺乏：缺乏免疫性结膜炎防治的相关知识。

（五）护理措施

1. 一般护理　增强机体抵抗力、改善体质。冰敷可缓解症状，冰敷过程中应注意观察，时间不宜过长，避免眼睑皮肤冻伤。

2. 用药护理

（1）春季角结膜炎是一种自限性疾病，短期用药可减轻症状，长期用药则对眼部组织有损害作用。急性期患者可采用激素间歇疗法，先局部频繁点眼（如每 2 小时 1 次），应用 5 ～ 7

天后迅速降低滴眼频次。非甾体抗炎药对缓解眼痒、结膜充血、流泪等眼部症状及体征均显示出一定的治疗效果。肥大细胞稳定剂常用的有色甘酸钠及奈多罗米等。目前多主张在易发季节每日滴用细胞膜稳定剂 4 ～ 5 次，预防病情发作或维持治疗效果。

（2）泡性角结膜炎患者局部使用糖皮质激素滴眼液滴眼，伴有相邻组织细菌感染要给予抗生素治疗。补充各种维生素，并注意营养。

（六）健康教育

指导患者减少与过敏原的接触，保持空气流通，外出戴墨镜，减少光线刺激及与花粉的接触；不宜食用虾、蟹、牛奶、蛋等易诱发过敏反应的食物。

四、翼状胬肉

（一）概述

翼状胬肉（pterygium）是一种向角膜表面生长的与结膜相连的纤维血管样组织，常发生于鼻侧的睑裂区。翼状胬肉的存在不仅影响美观，还会引起角膜散光导致视力下降，如果胬肉遮盖视轴区，会严重影响患者视力。

（二）护理评估

1. 健康史　评估患者的工作性质、工作环境，对眼的安全防护情况。

2. 身心状况

（1）身体状况。一般无明显自觉症状，或仅有轻度异物感，当病变接近角膜瞳孔区时，因引起角膜散光或直接遮挡瞳孔区而引起视力下降，可分为进展期（图 4-3）和静止期。检查可见进展期胬肉体部肥厚充血，头部隆起，尖端浸润，生长快；而静止期胬肉色灰白，较薄，呈膜状。

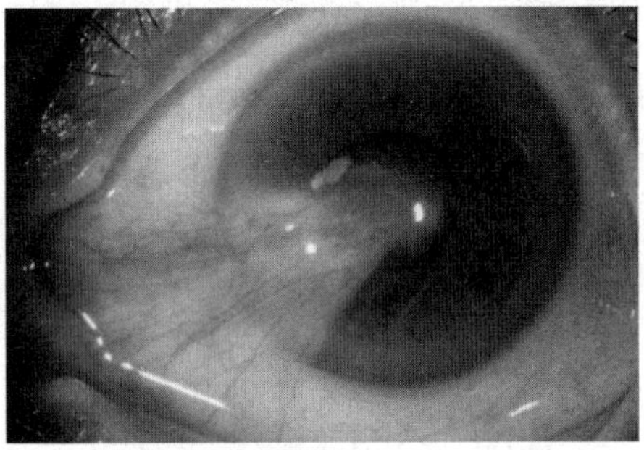

图 4-3　翼状胬肉（进展期）

（2）并发症。可出现散光。

（3）心理、社会状况。较大胬肉影响容貌和视力，且容易复发，患者可出现焦虑心理。

（三）治疗要点

胬肉小而静止时一般不需治疗，胬肉进展期发展侵及瞳孔区时可以手术治疗。

（四）主要护理诊断 / 问题

1. 舒适度减弱　与胬肉侵袭瞳孔区有关。

2. 体象紊乱　与胬肉影响容貌外观有关。

（五）护理措施

1. 一般护理　指导静止期胬肉患者减少风沙、阳光等刺激，并嘱其定期复查。

2. 手术护理　胬肉进行性发展侵及瞳孔区可以手术治疗，但有一定的复发率，护士应遵医嘱参照眼科手术患者的常规护理。嘱患者术后定期复查，观察有无复发。

（六）健康教育

向患者讲解本病的发病原因及预防措施，户外活动、工作时戴防护眼镜。

第 2 节　角膜病患者的护理

角膜位于眼球前部，和巩膜共同构成眼球外壁，角膜也是一种重要的屈光介质。角膜疾病主要有炎症、外伤、先天异常、变性、营养不良等，其中以感染性角膜炎最为常见。

一、细菌性角膜炎

（一）概述

细菌性角膜炎（bacterial keratitis）是指由细菌感染引起的角膜炎症，导致角膜上皮缺损和角膜基质坏死，又称为细菌性角膜溃疡。病情多较危重，如果得不到有效治疗，可发生角膜溃疡穿孔，甚至眼内感染。常见致病菌有金黄色葡萄球菌、铜绿假单胞菌、肺炎链球菌和大肠埃希菌等。

（二）护理评估

1. 健康史　了解有无引起角膜损伤的因素及处理情况；有无易引起角膜损伤和感染的眼病；是否长期佩戴角膜接触镜；是否长期使用糖皮质激素或免疫抑制剂；是否有营养不良、糖尿病等。

2. 身心状况

（1）身体状况。严重的细菌性角膜炎起病急，出现畏光、流泪、疼痛、视力障碍、眼睑痉挛等症状。眼睑及球结膜水肿、睫状充血或混合性充血，病变早期表现为角膜上皮溃疡，溃疡下边界模糊，致密的浸润灶，周围组织水肿，浸润灶迅速扩大，继而形成溃疡，溃疡表面和结膜囊多有脓性或黏液脓性分泌物。可伴有不同程度的前房积脓。

（2）并发症。可出现角膜穿孔、眼内炎。

（3）心理、社会状况。患者有紧张、悲哀的心理表现。

3. 辅助检查　角膜溃疡刮片检查可发现细菌，进一步做细菌培养和药物敏感试验以明确原因和指导临床用药。

（三）治疗要点

抗炎促进溃疡愈合、减少瘢痕形成、预防和减少并发症，药物治疗无效时或治愈后遗留的角膜白斑严重影响视力者可行角膜移植术。

（四）主要护理诊断 / 问题

1. 急性疼痛　与角膜炎症刺激有关。

2. 舒适度减弱　与角膜溃疡、混浊有关。

（五）护理措施

1. 一般护理　饮食宜清淡，多吃易消化、富含维生素、粗纤维食物，预防便秘。角膜后弹力层膨出时应加压包扎。

2. 用药护理　根据临床经验和患者的病情，选择一种或多种广谱抗生素，待实验室检查明确病原菌后，再调整给予敏感抗生素进一步治疗。局部使用抗生素是治疗细菌性角膜炎最有效的途径。使用剂型包括眼药水、眼膏、凝胶剂、缓释剂。对于革兰氏阳性球菌感染，头孢菌素是首选药物，革兰氏阴性杆菌角膜炎的首选抗生素是氨基糖苷类。局部使用胶原酶抑制剂如半胱氨酸、谷胱甘肽等，可抑制溃疡发展。口服维生素 C、维生素 B 有助于溃疡愈合。护士滴药时应动作轻柔，并遵医嘱指导患者用药。

3. 手术护理　患者角膜溃疡穿孔或者角膜瘢痕需进行角膜移植术时，护士应参照眼科手术患者的常规护理。

4. 心理护理　耐心对患者解释病情及治疗情况，消除患者的焦虑、悲观情绪。

（六）健康教育

采取防护措施，正确佩戴角膜接触镜，积极治疗慢性泪囊炎等眼病及全身性疾病。

二、单纯疱疹病毒性角膜炎

案例 4-2

患者，女，42 岁。主诉：右眼红、眼痛、畏光、流泪 2 天，3 年前曾有类似病史。查体：右眼视力 4.6，左眼视力 5.0，右眼睫状充血、角膜中央瞳孔区可见树枝状浸润，荧光染色阳性，角膜 KP（—），房水清，眼部其他检查未见异常。

问题： 1. 该患者的护理诊断是什么？

2. 需要采取哪些护理措施？

（一）概述

单纯疱疹病毒性角膜炎（herpes simplex keratitis，HSK）是由单纯疱疹病毒引起的角膜感染，其临床特点为反复发作、多次发作使角膜混浊逐渐加重，最终可导致失明。此病非常常见，是致盲性角膜病最主要的原因。

（二）护理评估

1. 健康史　了解患者发病前是否有上呼吸道感染如感冒、发热，全身或局部使用糖皮质激素或免疫抑制剂。过度疲劳、饮酒也可是诱因。还要评估有无反复发作史等。

2. 身心状况

（1）身体状况。患眼有眼痛、畏光、流泪、视力障碍等症状。检查可见角膜点状、线状、树枝状、地图状等多种形式浸润灶（图 4-4），或盘状基质炎病灶。前房一般无渗出物，如无合并细菌感染，溃疡面一般较洁净而无分泌物黏附。反复发作的病例，可引起角膜不同程度的瘢痕性混浊，角膜新生血管，甚至失明。

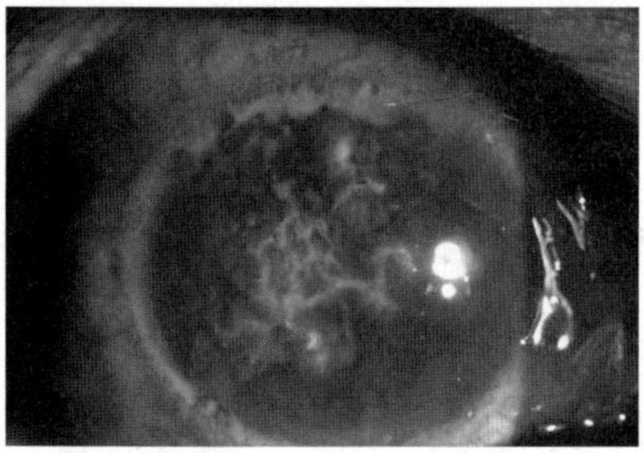

图 4-4　病毒性角膜炎树枝状浸润灶（荧光素染色显示角膜中央部溃疡呈树枝状）

（2）并发症。可出现角膜溃疡、角膜穿孔，幼儿可出现葡萄膜炎。

（3）心理、社会状况。本病可反复发作，病程长，患者易出现焦虑、悲观的心理。

3. 辅助检查　角膜上皮刮片检查可见多核巨细胞；角膜病灶分离培养出单纯疱疹病毒。

（三）治疗要点

抗病毒治疗，控制感染，减轻角膜损害，已穿孔或后遗角膜白斑者可行角膜移植术。

（四）主要护理诊断 / 问题

1. 舒适度减弱　与角膜炎症刺激有关。

2. 知识缺乏：缺乏病毒性角膜炎的预防知识。

（五）护理措施

1. 一般护理　嘱患者多休息，外出时戴墨镜，避免强光刺激。

2. 用药护理　常用抗病毒药物有更昔洛韦，眼药水和眼膏均为 0.15%；阿昔洛韦，眼药水为 0.15%，眼膏为 3%；三氟胸腺嘧啶核苷，眼药水为 1%；安西他滨，眼药水为 0.05%，眼膏为 0.1%。急性期白天每 1 ～ 2 小时滴眼 1 次，晚上涂抗病毒眼膏。

3. 手术护理　患者角膜溃疡穿孔或者角膜瘢痕需进行角膜移植术时，护士应参照眼科手术患者的常规护理。

4. 心理护理　关心体贴患者，耐心对患者解释病情，消除患者的焦虑、悲观情绪。

（六）健康教育

1. 锻炼身体，注意劳逸结合，提高机体抵抗力。

2. 积极治疗全身性疾病，正确用药，不要滥用糖皮质激素。

三、真菌性角膜炎

（一）概述

真菌性角膜炎（fungal keratitis）是一种由致病真菌引起的感染性角膜炎症。此病致盲率高，多见于温热潮湿地区，在热带、亚热带地区，特别是赤道地区发病率高。在我国南方，特别在收割季节多见。

（二）护理评估

1. 健康史　了解患者角膜是否受到植物外伤；有无长期使用糖皮质激素、抗生素或免疫抑制剂史。

2. 身心状况

（1）身体状况。病程进展缓慢，患眼有轻度角膜刺激症状，伴不同程度视力下降。角膜浸润灶呈白色，表面欠光泽，呈牙膏状外观，溃疡周围有基质溶解形成的浅沟。有时在溃疡周围可见伪足或卫星状浸润灶，前房积脓，严重者角膜穿孔（图 4-5）。

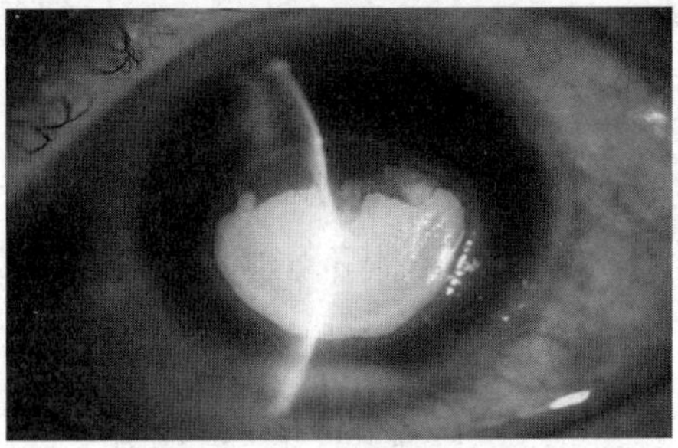

图 4-5　真菌性角膜炎

（2）并发症。可出现角膜穿孔、眼内炎。

（3）心理、社会状况。病程长，患者易出现焦虑、悲观的心理。

3. 辅助检查　角膜溃疡表浅刮片可查到菌丝、真菌孢子；共聚焦显微镜检查可直接发现病灶内病原微生物；真菌培养可鉴定真菌种类。

（三）治疗要点

抗真菌药治疗，控制感染，促进溃疡愈合、减少瘢痕形成，预防和减少并发症。

（四）主要护理诊断／问题

1. 舒适度减弱　与角膜炎症刺激有关。

2. 知识缺乏：缺乏真菌性角膜炎预防的相关知识。

（五）护理措施

1. 一般护理　嘱患者休息，清淡饮食，切忌用手揉眼。

2. 用药护理　局部使用抗真菌药物治疗，包括多烯类（如 0.15% 两性霉素 B 眼药水）、咪唑类（如 0.5% 咪康唑眼药水）或嘧啶类（如 1% 氟胞嘧啶眼药水），开始时 0.5 ～ 1.0 小时滴眼 1 次，感染明显控制后逐渐减少使用次数。即使治疗有效，使用抗真菌药物也应至少持续 6 周。不宜使用糖皮质激素。护士应遵医嘱指导患者用药。

3. 手术护理　需要行角膜移植术时，护士应参照眼科手术患者的常规护理。

4. 心理护理　耐心对患者解释病情及治疗情况，消除患者的焦虑、紧张情绪。

考点　三种角膜炎的鉴别要点

（六）健康教育

采取防护措施，避免眼外伤。合理应用糖皮质激素、免疫抑制剂等药。

第 3 节　干眼病患者的护理

（一）概述

干眼病又称角结膜干燥症，是任何原因引起的泪液质和量异常，或动力学异常而导致泪膜稳定性下降，并伴有眼部不适和（或）眼表组织损害为特征的多种疾病的总称。

（二）护理评估

1. 健康史　询问患者是否有沙眼、眼烧伤、长期戴角膜接触镜、角膜激光手术病史，评估患者全身病史、眼病与治疗史、用药史、个人生活史等，以寻找干眼病的病因。

2. 身心状况

（1）身体状况。眼部干涩感、异物感、烧灼感、畏光、视物模糊和疲劳感。检查可见球结膜血管扩张、增厚、皱褶而失去光泽，泪河变窄或中断，睑裂区角膜上皮不同程度点状脱落，轻度的干眼不影响视力或轻度影响视力，晚期可出现角膜缘上皮细胞功能障碍，角膜变薄、溃疡甚至穿孔，也可形成角膜瘢痕。

（2）并发症有角膜炎。

（3）心理、社会状况。本病病程长、疗效差，患者视疲劳明显，常有焦虑、烦躁心理。

3. 辅助检查　泪液分泌试验（较常采用 Schirmer I 试验）、泪膜破裂时间可测定泪液的分泌量和泪膜质量。此外，还可做角结膜荧光素染色、泪液渗透压测量等检查。

（三）治疗要点

消除病因、缓解症状和保护视功能。

（四）主要护理诊断／问题

1. 舒适度减弱　与泪膜功能不良有关。

2. 知识缺乏：缺乏干眼病的防治知识。

（五）护理措施

1. 一般护理　合理膳食，嘱患者多食胡萝卜、动物肝脏等富含维生素 A 的食物，促进角膜上皮的恢复；指导患者戴硅胶眼罩及湿房镜，延长泪液在眼表的停留时间；鼓励患者经常做瞬目动作，保持眼睛湿润。

2. 用药护理　遵医嘱指导患者用药。使用人工泪液保持眼表湿润、缓解干眼症状。口服溴己新、盐酸毛果芸香碱、新斯的明等药物可以促进部分患者的泪液分泌。轻中度干眼病可使用非甾体抗炎药，重度者可使用皮质类固醇激素和免疫抑制剂。

3. 心理护理　对出现心理问题的干眼病患者进行积极沟通疏导。

（六）健康教育

1. 尽量避免长时间使用电脑、空调或接触烟尘环境。

2. 戴角膜接触镜的患者，选择质量好的镜片及护理产品。

3. 增加用眼环境的湿度，不使用高温照明光源。

自 测 题

A_1/A_2 型题

1. 刘某，女，24 岁。因右眼红痛、异物感，晨起分泌物多，睁眼困难 2 天就诊。查体：结膜充血显著。分泌物多而黏稠，角膜未见异常。裸眼视力均为 5.0。诊断为细菌性结膜炎。此病分泌物的特征是
   A. 泡沫样分泌物
   B. 绿色稠厚分泌物
   C. 脓性或黏液脓性分泌物
   D. 稀薄水样分泌物
   E. 黄色豆腐渣样分泌物
2. 进行性翼状胬肉已影响视力，则首选治疗方法是
   A. 抗生素滴眼　B. 局部应用丝裂霉素
   C. 手术治疗　D. 戴眼镜
   E. 密切观察
3. 急性细菌性结膜炎患者急性感染期的注意事项，正确的是
   A. 冲洗患眼时头偏向健侧
   B. 滴用眼药时，先患侧后健侧
   C. 不用手、不洁衣袖、不洁毛巾擦眼
   D. 用手擦拭眼分泌物
   E. 可以游泳
4. 不符合急性细菌性结膜炎护理措施的是
   A. 禁止热敷
   B. 局部用抗生素滴眼液
   C. 冷敷
   D. 包扎患眼，避免强光刺激
   E. 慎用刺激性强的药物
5. 病毒性角膜炎多由下列哪种病原菌感染
   A. 单纯疱疹病毒　B. 衣原体
   C. 支原体　D. 真菌
   E. 细菌

（杨燕平　姜宪辉）

第 5 章 青光眼与白内障患者的护理

第 1 节 青光眼患者的护理

青光眼是一组以特征性视神经萎缩和视野缺损为共同特征的疾病。病理性眼压升高是其主要危险因素。青光眼是常见的致盲性眼病之一，有一定的遗传倾向，在患者的直系亲属中，有 10% ～ 15% 的个体可能发生青光眼。

眼压是指眼内容物对眼球壁所施加的压力。维持正常视功能的眼压称为正常眼压。正常眼压在 10 ～ 21mmHg。房水生成量和排出量的动态平衡，是维持眼压的重要因素。眼压病理性升高主要是因为房水排出受阻。

根据前房角形态（开角和闭角）、病因机制（明确或不明确）和发病年龄三个主要因素，一般将青光眼分为原发性、继发性和先天性三大类。

依据房角关闭或是开放，原发性青光眼可分为闭角型和开角型青光眼两大类。原发性闭角型青光眼分为急性闭角型青光眼和慢性闭角型青光眼两种。

考点 眼压与青光眼的关系

一、急性闭角型青光眼

案例 5-1

患者，女，65 岁。主诉：左眼突然剧烈疼痛，视物不清 2 小时，伴同侧头痛，呕吐。查体：左眼视力 4.0，左眼压 58mmHg，球结膜混合充血，角膜上皮水肿，KP（++），前房浅，瞳孔 6mm，眼底未能看清。右眼除前房浅外未见异常。

问题： 1. 该患者的主要护理诊断是什么？

2. 对该患者还需做哪些检查？

3. 对该患者应采取哪些护理措施？

（一）概述

急性闭角型青光眼（acute angle-closure glaucoma）是一种以房角突然关闭，导致眼压急剧升高并伴有相应症状和眼前段组织病理改变为特征的眼病，多见于 50 岁以上老年人，女性更常见，患眼常有远视，双眼同时或先后发病。眼球局部的解剖结构异常，被公认为是本病的主要发病危险因素。这种具有遗传倾向的解剖变异包括眼轴较短、角膜较小、前房浅、房角狭窄，且晶状体较厚。情绪激动，暗室停留时间过长，局部或全身应用抗胆碱药物，均可使瞳孔散大，周边虹膜松弛，从而诱发本病。长时间阅读、疲劳和疼痛也是本病的常见诱因。

3. 手术护理　按眼科手术患者的常规护理。

4. 病情观察　观察患者眼痛、视力、前房、瞳孔、眼压、术后伤口、滤过泡形成、前房形成等状况，如有变化及时报告医生。

5. 心理护理　本病的发作与精神、情绪因素有关，要向患者讲解本病的发病诱因、病变过程及危害等相关知识，说明保持良好的精神状态和稳定的情绪对预防疾病和治疗的积极影响，教患者学会控制情绪，消除焦虑心理。

（六）健康教育

1. 加强急性闭角型青光眼的防治宣传，指导可疑人群如 40 岁以上有青光眼家族史者定期检查，注意眼压及房角变化，争取早发现、早诊断。对未发作眼可做预防性手术。

2. 避免易引起本病的诱因。不要在暗处停留时间过长；不宜过久近距离阅读；学会控制情绪，保持平和心态，避免情绪激动；生活起居要有规律，避免劳累过度；慎用或禁用散瞳剂。

3. 指导患者学会自我监测，如有眼胀痛、虹视、视力下降等症状，提示眼压升高，应马上就诊。

二、原发性开角型青光眼

（一）概述

原发性开角型青光眼（primary open-angle glaucoma，POAG）病因尚不完全明了，可能与遗传有关。本病在发病过程中房角始终是开放的，可能是小梁网增厚或 Schlemm 管变性、硬化，增加了房水排出的阻力。本病起病慢，症状隐匿，不易早期发现，具有更大的危险性。

（二）护理评估

1. 健康史　了解患者遗传史，家族成员有无青光眼病史；了解患者眼部状况。

2. 身心状况

（1）身体状况。本病多无自觉症状，偶尔出现雾视、眼胀。检查可见眼压波动性升高，由于经常保持高眼压状态，造成视功能损害，表现为视野缺损，如旁中心暗点、鼻侧阶梯弓形暗点、环形暗点等视野改变，晚期仅残存管状视野和颞侧视岛，最终失明。眼底检查见视神经盘凹陷扩大加深，边缘呈杯状，称青光眼杯。

（2）心理、社会状况。由于视力、视野受损后很难恢复，患者易出现焦虑和悲伤情绪。

3. 辅助检查　青光眼激发试验如 24 小时眼压测定，在 24 小时内，每隔 2 ～ 4 小时测眼压 1 次，并记录。24 小时眼压差≥ 8mmHg 者为病理状态。此外，前房角检查可观察和评价前房角的结构，视野检查可了解病变的程度。

（三）治疗要点

主要通过药物治疗，将眼压控制在视神经损害不进一步发展的水平。如药物治疗不理想，可选择激光治疗和手术治疗。

（四）主要护理诊断 / 问题

1. 舒适度减弱　与眼压升高导致视神经盘损害有关。

2. 焦虑　与视力下降、视野缺损、对预后的担心有关。

（五）护理措施

1. 用药护理　遵医嘱及时正确给药并注意用药监护，如给予前列腺素衍生物、拟胆碱作用药物、β- 肾上腺素受体阻滞剂、碳酸酐酶抑制剂等控制眼压。

2. 手术护理　药物治疗无效时配合医生行手术治疗，按眼科手术患者的常规护理。

3. 病情观察　观察患者视力、视野、眼压、眼底变化。

4. 心理护理　向患者宣传本病的防治知识，消除焦虑、悲观心理，配合治疗。

（六）健康教育

1. 向患者强调遵医嘱坚持用药的重要性，防止其视功能进一步损害。

2. 患者应定期复查眼压、视野、眼底，密切观察其变化。

第 2 节　白内障患者的护理

案例 5-2

患者，女，68 岁。主诉：双眼逐渐视物不清 3 年，右眼加重半年。查体：右眼视力指数 / 20cm；左眼视力 4.5，不能矫正。眼压：右眼眼压 16mmHg；左眼眼压 17mmHg。右眼结膜无充血，角膜透明，前房深浅正常，房水无闪光，瞳孔正圆，对光反射灵敏。晶状体呈乳白色混浊。眼底不能窥入。左眼结膜不充血，角膜清，前房稍浅，瞳孔正圆，晶状体呈灰白色混浊。眼底未见异常。

问题： 1. 该患者的主要护理问题是什么？

2. 请为患者制订合理的护理计划。

晶状体是眼屈光介质的重要组成部分，双凸面、透明、无血管，营养主要来源于房水和玻璃体。晶状体混浊称为白内障，是目前主要致盲性眼病之一。随着世界人均寿命的增加，白内障患者将不断增多。临床上按发病时间分为先天性、后天获得性白内障；根据发病原因，可分为年龄相关性白内障、代谢性白内障、外伤性白内障、并发性白内障、中毒性白内障和辐射性白内障等。

一、年龄相关性白内障

（一）概述

年龄相关性白内障（age-related cataract），多发生在 50 岁以上的中、老年人，又称老年性白内障。发病率随年龄增长，多为双眼发病，但发病可有先后。

（二）护理评估

1. 健康史　了解患者的年龄、职业、紫外线辐射，有无糖尿病、高血压、眼外伤等病史。

2. 身心状况

（1）身体状况。双眼呈渐进性无痛性视力下降，下降的程度与晶状体混浊的程度和部位有关，患者常有眼前固定不动的黑点、单眼复视、屈光改变等。根据晶状体混浊开始形成部位，年龄相关性白内障分为皮质性、核性、后囊下白内障三种类型。

1）皮质性白内障，最常见，按病变发展可分为 4 期。

A. 初发期，晶状体周边部皮质呈楔形灰白色混浊，尖端指向瞳孔中央，瞳孔区透明，视力不受影响（图 5-3）。

B. 未成熟期或膨胀期，晶状体混浊逐渐向中央发展，呈不均匀的灰白色混浊，视力明显下降。此期晶状体皮质因吸收水分而膨胀，增大的晶状体将虹膜向前推移，前房变浅，可诱发急性闭角型青光眼。光线投照侧瞳孔区可见新月形阴影，称为虹膜投影（图 5-4），为此期的特点。

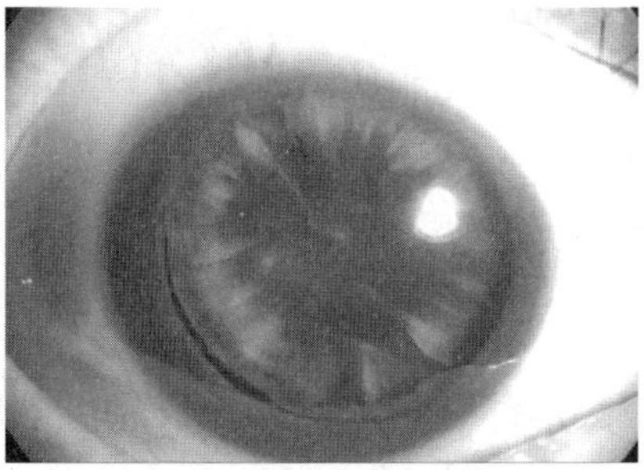

图 5-3　年龄相关性白内障初发期

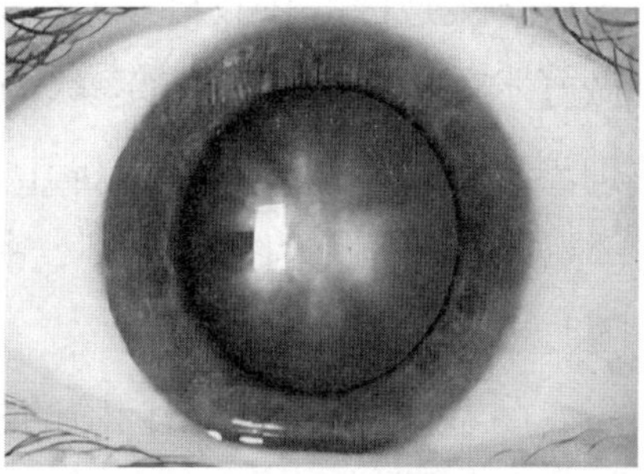

图 5-4　年龄相关性白内障未成熟期

C. 成熟期，晶状体完全混浊，呈乳白色，虹膜投影消失，视力仅剩手动或光感（图 5-5）。晶状体肿胀消退，体积变小，前房深度恢复正常。

D. 过熟期，晶状体皮质溶解液化成乳糜状，核失去支撑而移位沉于下方，视力有所提高；上方前房变深，虹膜失去支撑而出现虹膜震颤。液化的皮质外渗，可引起葡萄膜炎和青光眼。晶状体悬韧带退行性变化，可发生晶状体脱位（图 5-6）。

2）核性白内障，发病较早，进展缓慢。视力不受影响，随着晶状体核密度增加，屈光指数增强，可发生近视。但此型较少见。

3）后囊下白内障，由于混浊位于瞳孔区，早期即出现视力障碍，后期可合并晶状体皮质和核混浊，也可发展为完全性白内障。

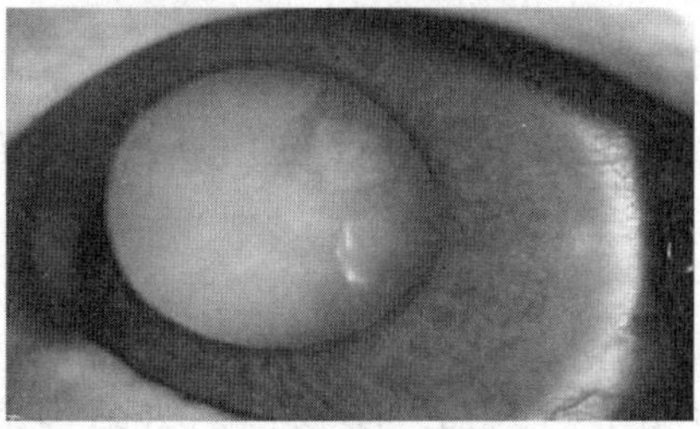

图 5-5　年龄相关性白内障成熟期

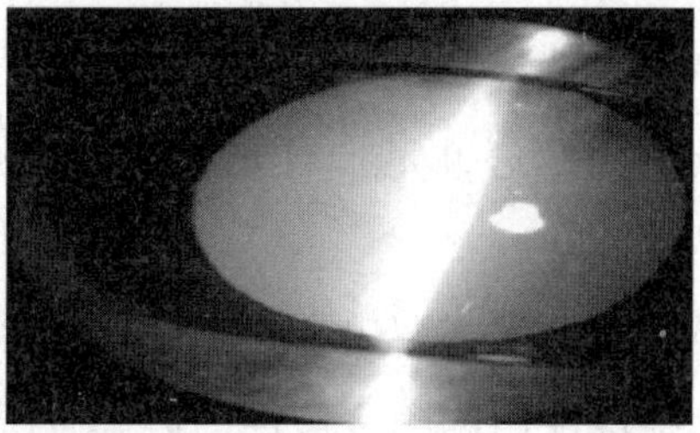

图 5-6　年龄相关性白内障过熟期

（2）心理、社会状况。白内障患者因视力障碍，容易产生孤独、焦虑心理。

考点　年龄相关性皮质性白内障的临床特征

3. 辅助检查　应在散瞳后，用检眼镜或裂隙灯显微镜检查晶状体。

（三）治疗要点

目前无疗效肯定的药物，当视力下降，影响工作和生活时，即可手术治疗。常选用的手术方法为白内障超声乳化术或白内障囊外摘除术联合人工晶状体植入术。

（四）主要护理诊断/问题

1. 舒适度减弱　与晶状体混浊及术后术眼包盖有关。

2. 进食自理缺陷　与视力下降及术后术眼包盖有关。

（五）护理措施

1. 一般护理　针对视力障碍的患者，加强巡视，做好安全教育，根据患者的自理能力，及时给予必要的帮助。

2. 手术护理　护士遵医嘱按眼科手术患者的常规护理。

（1）认真做好术前准备，冲洗结膜囊、滴抗生素眼药水等。

（2）术后护理，患者术后当日术眼包扎，影响视力，嘱患者注意防坠床，防跌伤；遵医嘱给予患者局部点眼，遵守无菌操作原则，密切观察病情变化，观察患者术眼敷料有无渗血、渗液情况，并随时更换敷料。

3. 心理护理　耐心向患者解释白内障的病因及治疗，消除其顾虑、恐惧心理。

（六）健康教育

1. 指导患者在术后3个月内切勿突然低头，防止术眼碰伤，避免重体力劳动和剧烈活动，不能用力挤眼，防止便秘；严格按照医嘱，定期门诊复诊，若出现头痛、视力下降等症状，应立即就诊。

2. 指导患者积极治疗引起晶状体混浊的各种原发病和全身性疾病。

二、先天性白内障

（一）概述

先天性白内障（congenital cataract）是指出生前后即存在，或出生一年内逐渐形成的先天遗传或发育障碍导致的白内障。病因主要有遗传因素和环境因素，前者多为基因突变造成；后者是指母体怀孕期间尤其是头3个月，宫内病毒感染、盆腔接受放射线照射等影响了胎儿的晶状体发育。

（二）护理评估

1. 健康史　了解患儿是否有先天性白内障的家族遗传史，了解患儿母亲妊娠情况。

2. 身心状况

（1）身体状况。多为双侧、静止性，根据晶状体混浊的形态、部位程度分为前极白内障、后极白内障、绕核性白内障、核性白内障、膜性和全白内障，绕核性白内障为最常见的类型。

（2）心理、社会状况。患儿家长因孩子视力障碍而出现焦虑和恐惧情绪。

3. 辅助检查　针对不同的情况选择不同的实验室检查，如血糖、尿糖和酮体检查等，可帮助了解先天性白内障的病因。

（三）治疗要点

对视力影响不大者，一般不需要治疗；明显影响视力者，应尽早手术。

（四）主要护理诊断/问题

1. 舒适度减弱　与晶状体混浊及术后术眼包盖有关。

2. 焦虑　与视力下降、病程长有关。

（五）护理措施

1. 手术护理　患儿应在 2 ～ 6 个月实施手术。双眼白内障者在完成一眼手术后，应在 2 周至 1 个月内完成另一眼手术。参见年龄相关性白内障手术护理。

2. 病情观察　观察患儿的视力变化，观察原发病的病情变化。

3. 心理护理　耐心向家长解释先天性白内障的相关知识，消除其顾虑、恐惧心理。

（六）健康教育

1. 做好妊娠期防护，尤其是妊娠前 3 个月内，避免病毒感染。

2. 术后尽早摘眼罩，以免引起弱视。

三、糖尿病性白内障

（一）概述

糖尿病性白内障（diabetic cataract）指糖代谢障碍引起的晶状体混浊，为糖尿病的并发症，多为双眼同时或先后发病。

（二）护理评估

1. 健康史　了解患者既往有无糖尿病史；评估患者视力下降的时间、程度及诊治经过。

2. 身心状况

（1）身体状况。本病有两种常见类型，一种为糖尿病合并年龄相关性白内障，临床表现与年龄相关性白内障相似，但发病更早、进展更快；一种为真性糖尿病性白内障，多见于青少年 1 型糖尿病患者，常为双眼发病，短时间内晶状体可全混浊。

（2）心理、社会状况。患者可因视力严重下降及糖尿病全身病变而紧张、焦虑。

3. 辅助检查　检查血糖和尿糖；裂隙灯显微镜检查，了解晶状体混浊的程度。

（三）治疗要点

通过药物控制血糖。血糖达正常范围内可行白内障摘除及人工晶状体植入术。

（四）主要护理诊断 / 问题

1. 舒适度减弱　与晶状体混浊及术后术眼包盖有关。

2. 进食自理缺陷　与视力下降及术后术眼包盖有关。

（五）护理措施

1. 手术护理　术前应将血糖控制在正常范围内，术后密切观察伤口变化。其他参见年龄相关性白内障手术护理。

2. 病情观察　观察患者的视力变化，每天监测血糖的变化。

3. 心理护理　鼓励患者树立战胜疾病的信心，正确对待疾病。

（六）健康教育

1. 宣传糖尿病性白内障的防治与护理知识。

2. 指导患者积极治疗糖尿病，控制饮食，学会低血糖反应的应急处理。

自 测 题

A_1/A_2 型题

1. 下列哪项不是急性闭角型青光眼的临床表现
   A. 眼痛 B. 视力急剧下降
   C. 瞳孔缩小 D. 混合充血
   E. 角膜水肿
2. 护士对急性闭角型青光眼进行以下护理指导时，错误的是
   A. 保持愉快心情
   B. 滴缩瞳剂
   C. 安静休息，尽量少看书、手机，特别是在暗处
   D. 术后不复发，不需要复查
   E. 适当控制饮水量
3. 有支气管哮喘的青光眼患者，以下哪种药物应慎用
   A. 0.25% 噻吗洛尔眼药水
   B. 1% 毛果芸香碱眼药水
   C. 20% 甘露醇注射剂
   D. 乙酰唑胺（醋氮酰胺）
   E. 甘油
4. 急性闭角型青光眼急性发作期的表现，以下哪项不对
   A. 混合性充血 B. 角膜水肿
   C. 瞳孔散大 D. 患眼视力不减退
   E. 眼压升高
5. 各种类型的白内障中比较多见的是
   A. 先天性 B. 核性
   C. 青年性 D. 成年性
   E. 年龄相关性
6. 先天性白内障尽早手术的目的是预防
   A. 近视 B. 远视
   C. 弱视 D. 斜视
   E. 散光

（杨燕平　姜宪辉）

第6章

葡萄膜病、视网膜病及视神经疾病患者的护理

第1节 葡萄膜炎患者的护理

案例 6-1

患者，女，38岁，主诉：左眼红痛、视力逐渐下降伴畏光、流泪5天。查体：矫正视力右眼5.0，左眼4.0，左眼睫状充血（+），角膜后沉着物（+），房水闪辉（++），瞳孔直径约2mm，有虹膜后粘连，直接对光反射迟钝，晶状体前表面少许色素沉着，眼底不能窥见。眼压右眼15mmHg，左眼20mmHg。诊断为左眼急性虹膜睫状体炎。

问题： 1. 该患者的主要护理诊断/问题是什么？

2. 对患者应采取哪些护理措施？

（一）概述

葡萄膜炎（uveitis）是一类由多种原因引起的眼内炎症的总称。包括葡萄膜、视网膜血管和玻璃体的炎症。多见于青壮年，易合并全身性自身免疫性疾病，病因复杂，常反复发作，可引起一些严重并发症，是一类常见而又重要的致盲性眼病。按其发病部位可分为前葡萄膜炎、中间葡萄膜炎、后葡萄膜炎和全葡萄膜炎。其中，前葡萄膜炎包括虹膜炎、虹膜睫状体炎和前部睫状体炎3种类型，是葡萄膜炎中最常见的类型，占我国葡萄膜炎总数的50%左右。根据病程分为急性葡萄膜炎（病程小于3个月）、慢性葡萄膜炎（病程大于3个月）。下面主要讲述前葡萄膜炎的常见类型虹膜睫状体炎患者的护理。

（二）护理评估

1. 健康史　虹膜睫状体炎经常反复发作。需要详细了解有无全身性自身免疫性疾病病史，如强直性脊柱炎或炎症性肠病等。

2. 身心状况

（1）身体状况。①常有眼痛、畏光、流泪、视物模糊或视力下降，伴有眼部睫状充血或混合充血。②角膜后沉着物（keratic precipitates，KP）（图6-1）：是房水中炎性细胞、渗出物沉积于角膜内皮形成。③房水闪辉或称Tyndall现象是活动性炎症表现，严重者可出现前房积脓。④虹膜水肿、纹理不清、粘连、膨隆。⑤瞳孔改变：瞳孔缩小，对光反射迟钝或消失，因虹膜后粘连，出现不规则瞳孔形状，如梅花状、梨状等（图6-2）。⑥晶状体改变：色素可沉积在晶状体前表面。

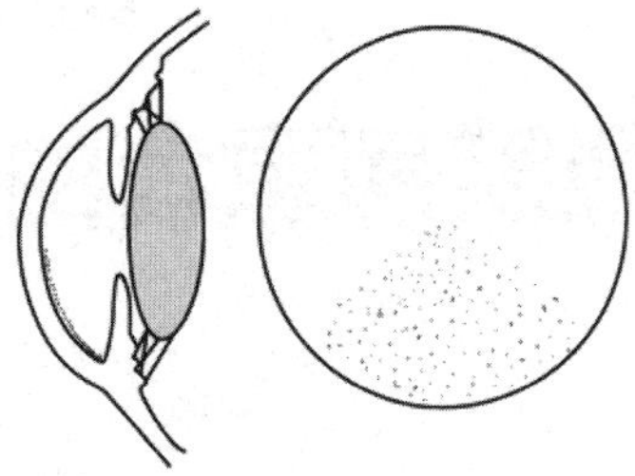

图 6-1 角膜后沉着物

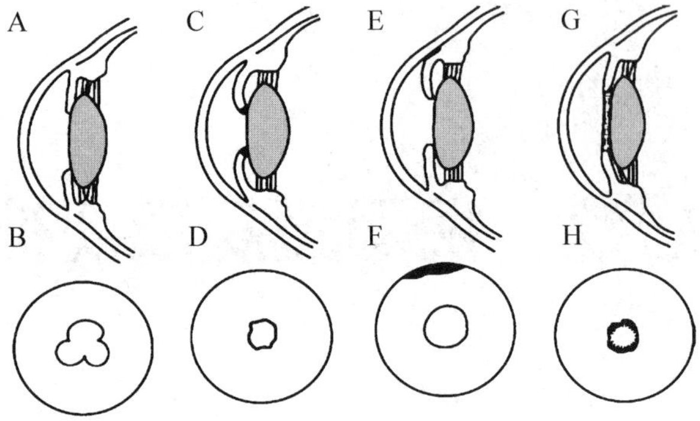

图 6-2 虹膜后粘连及瞳孔形状

A. 点状虹膜后粘连；B. 散瞳可形成梅花状瞳孔；C. 虹膜全周后粘连；D. 瞳孔闭锁；E. 虹膜前粘连发生于房角处；F. 形成房角粘连；G. 渗出膜覆盖整个瞳孔区；H. 形成瞳孔膜闭

（2）并发症。可出现并发性白内障、继发性青光眼、低眼压及眼球萎缩等。

（3）心理、社会状况。虹膜睫状体炎起病较急，患者常焦虑不安，心理负担重。

3. 辅助检查　实验室检查血常规、抗核抗体、血沉等均可提示伴有的全身性疾病。

考点 虹膜睫状体炎的护理评估

（三）治疗要点

关键是散瞳，积极防治并发症，同时进行病因治疗。

（四）主要护理诊断 / 问题

1. 舒适度减弱　与炎症刺激睫状神经有关。

2. 焦虑　与视力障碍、疾病反复发作及担心预后有关。

（五）护理措施

1. 一般护理　嘱患者注意休息，不要过度用眼。为了减少强光的刺激，患者可佩戴有色眼镜。

2. 用药护理　护士应遵医嘱指导患者用药。

（1）睫状肌麻痹剂。向患者解释局部用药的目的是减轻虹膜、睫状体充血，抑制炎性渗出，预防虹膜后粘连和解除睫状肌痉挛，减轻疼痛，促进炎症恢复，使患者配合治疗。最常用的睫状肌麻痹剂为后阿托品眼膏（1%、2%、4%），可使瞳孔处于不断运动状态，有效预防虹膜后粘连的发生。严重的虹膜睫状体炎可给予 1% ～ 2% 的阿托品眼膏 1 ～ 2 次 / 天，炎症减轻时，可用 2% 的阿托品眼膏 1 ～ 2 次 / 天；对炎症轻微和恢复期的患者可给予 0.5% ～ 1.0% 的托吡卡胺滴眼液滴眼。

考点 使用睫状肌麻痹剂的护理要点

（2）糖皮质激素滴眼液。常用 0.2% 醋酸氢化可的松、0.1% 地塞米松眼药水等。炎症减退后应逐渐减少点眼次数。

（3）非甾体抗炎药。通过阻断前列腺素、白三烯等花生四烯酸代谢产物而发挥其抗炎作用。可用双氯芬酸钠滴眼液，3 ～ 6 次 / 天。

（4）免疫抑制剂。对伴有全身病变的患者可给予糖皮质激素联合其他免疫抑制剂治疗。

3. 心理护理　多关心体贴患者，多与患者交流沟通，使患者积极配合治疗，防止复发。

（六）健康教育

患者出院后应锻炼身体，提高机体的抵抗力。嘱患者定期回医院复诊。

第 2 节　视网膜病患者的护理

案例 6-2

患者，男，64 岁，主诉：右眼突然视力无痛性丧失 1 小时，既往高血压病史 12 年。查体：血压为 165/100mmHg，右眼视力光感（+）/3m，左眼视力 5.0。右眼瞳孔散大，直接对光反射消失，间接对光反射存在；眼底视乳头水肿、边界模糊；视网膜苍白、水肿；视网膜动脉狭窄；黄斑区呈“樱桃红斑”。诊断为右眼视网膜中央动脉阻塞。

问题： 1. 该患者主要护理诊断 / 问题是什么？

2. 对患者应采取哪些急救护理措施？

3. 对患者进行健康教育的内容有哪些？

一、视网膜血管疾病

（一）概述

视网膜血管是终末血管，血管壁受损、高血压、动脉硬化等可导致视网膜血管发生阻塞。本节主要介绍视网膜血管疾病中的视网膜中央动脉阻塞和视网膜中央静脉阻塞。视网膜中央动脉阻塞，出现相应视网膜急性缺血、缺氧，视细胞迅速坏死，是患者视力急剧下降的眼科致盲性急症之一。视网膜中央静脉阻塞也是常见的致盲性视网膜血管疾病。

（二）护理评估

1. 健康史　了解患者的年龄，有无高血压、高血脂、动脉粥样硬化、糖尿病、心脏病等病史；询问视力下降发生的时间、程度、速度，是否采取治疗措施；询问有无偏头痛、凝血功能障碍、感染、疼痛、外伤或过度劳累等诱发因素存在。

2. 身心状况

（1）身体状况

1）视网膜中央动脉阻塞。典型表现为患眼突发无痛性视力显著下降。大多数患眼初诊视力在指数至光感之间；患眼瞳孔散大，直接对光反射消失，间接对光反射存在。视网膜缺血后呈苍白色或乳白色混浊水肿，后极部尤为明显，黄斑区可透见脉络膜红色背景呈“樱桃红斑”。视网膜动、静脉变细，严重阻塞病例，视网膜动脉和静脉均可见节段性血柱。数周后，视网膜水肿消退，黄斑中心凹“樱桃红斑”也消失，遗留苍白色视盘和细窄的视网膜动脉。

2）视网膜中央静脉阻塞。多为单眼发病，视力不同程度下降。各象限的视网膜静脉扩张、迂曲，视网膜内出血呈火焰状，沿视网膜静脉分布。视盘和视网膜水肿，黄斑区尤为明显，根据临床表现和预后可分为非缺血型和缺血型，缺血型视力下降明显，有新生血管，易并发青光眼，预后不良。非缺血型危害较小，预后良好。

（2）并发症。视网膜中央动脉阻塞可出现视神经萎缩等。视网膜中央静脉阻塞可出现玻璃体积血、增殖性玻璃体视网膜病变等。

（3）心理、社会状况。患者因视力丧失或下降产生严重的焦虑、紧张心理。

3. 辅助检查　视网膜中央动脉阻塞患者进行眼底荧光素血管造影显示视网膜循环时间延长，动脉无灌注；视网膜中央静脉阻塞患者进行光学相干断层扫描有助于发现黄斑水肿。

（三）治疗要点

积极挽救视网膜中央动脉阻塞患者的视力，可行扩张血管、降低眼压等急救措施。

（四）主要护理诊断 / 问题

1. 舒适度减弱　与视网膜缺血、出血有关。

2. 进食自理缺陷　与患眼视力下降、感知能力下降有关。

（五）护理措施

1. 视网膜中央动脉阻塞

（1）急救护理。护士应协助医生做好视网膜中央动脉阻塞患者的抢救性治疗。

1）降低眼压，立即进行眼球按摩，重复数次，每次 5 分钟；或前房穿刺术，使眼压降至 5 ～ 10mmHg，并维持 30 ～ 60 分钟。也可遵医嘱使用降眼压药物，如 20% 甘露醇 250ml，30 分钟内滴完。

2）血管扩张剂，遵医嘱立即吸入亚硝酸异戊酯 0.2ml 或舌下含服硝酸甘油 0.5mg；球后注射盐酸妥拉唑林。

3）吸氧，增加脉络膜毛细血管血液的含氧量，缓解视网膜缺氧状态。

4）全身应用抗凝剂，遵医嘱口服阿司匹林等，应用维生素 B_{12}、维生素 B_1 营养视神经。

（2）一般护理。加强或协助患者的生活自理能力，防止因视力障碍导致外伤。

（3）心理护理。多关心体贴患者，多与患者交流沟通，使患者树立信心，积极配合治疗。

考点 视网膜中央动脉阻塞的急救护理措施和甘露醇的使用方法

2. 视网膜中央静脉阻塞

（1）一般护理。同视网膜中央动脉阻塞。

（2）用药护理。目前尚无有效治疗药物，眼部治疗重点在预防和治疗并发症，但应积极查找病因，治疗全身系统性疾病。常进行溶栓抗凝治疗、血液稀释疗法等。或采用玻璃体腔内注射含抗血管内皮生长因子（VEGF）的药物，如康柏西普等，保存现有的视功能。

（3）手术护理。如有黄斑水肿，可进行视网膜激光格子状光凝，有广泛毛细血管无灌注区或新生血管形成的，应进行全视网膜激光光凝。出现玻璃体积血、增殖性玻璃体视网膜病变等可进行玻璃体切割手术治疗。护士应遵医嘱做好围手术期护理。

（4）心理护理。同视网膜中央动脉栓塞。

（六）健康教育

积极治疗原发病。告知患者戒烟酒，锻炼身体，定期进行视网膜检查。

二、视网膜脱离

（一）概述

视网膜脱离（retinal detachment，RD）是指视网膜的神经上皮层与色素上皮层之间的分离，可分为孔源性、牵拉性和渗出性三大类。孔源性视网膜脱离是由于视网膜变性或玻璃体的牵拉使视网膜神经上皮层发生裂孔，液化的玻璃体经裂孔进入视网膜的神经上皮下，导致视网膜脱离，多见于高度近视、内眼手术后无晶状体眼和眼外伤患者等；牵拉性视网膜脱离是由于增生性膜牵拉引起的视网膜脱离，多见于糖尿病视网膜病变、视网膜静脉阻塞等；渗出性视网膜脱离是由于脉络膜渗出所致的浆液性视网膜脱离，多见于葡萄膜炎、恶性高血压等。临床上最多见的是孔源性视网膜脱离。

考点 孔源性视网膜脱离常见原因

（二）护理评估

1. 健康史　了解患者是否有高度近视、眼外伤或糖尿病、高血压等病史。

2. 身心状况

（1）身体状况。视网膜脱离初发时表现为“飞蚊症”或眼前漂浮物，某一方位有“闪光”感。眼前有固定的阴影，与视网膜脱离区相对应。累及黄斑时视力明显下降。眼底检查可见脱离的视网膜呈灰色波浪状，上有暗红色的视网膜血管。散瞳检查多可找到视网膜裂孔。眼压常偏低。

（2）并发症。可出现眼球萎缩。

（3）心理、社会状况。因视力突然下降，患者易出现恐惧、忧虑情绪。

3. 辅助检查　超广角眼底照相，眼部超声，散瞳后间接检眼镜检查视网膜脱离的范围、程度。

（三）治疗要点

孔源性和牵拉性视网膜脱离的治疗原则是尽早手术，封闭裂孔，复位视网膜。渗出性视网膜脱离主要治疗原发病，大多不需要手术。

（四）主要护理诊断 / 问题

1. 舒适度减弱　与视网膜脱离有关。

2. 焦虑　与患者因视功能损害担心预后有关。

（五）护理措施

1. 手术护理　①术前护理，视网膜脱离患者术前患眼充分散瞳，安静卧床休息。协助医生检查所有的视网膜裂孔。耐心向患者解释病情。应尽早治疗以保存良好的视力。②术后护理，术后双眼包扎，按医嘱指定头位安静休息，必要时用沙袋固定。

2. 心理护理　护士应多关心体贴患者，多与患者交流沟通，使患者积极配合治疗。

（六）健康教育

指导患者术后 3 个月内避免重体力劳动，短期内不要做低头持重物的动作，禁止进行高空作业及体育运动，终生不参与剧烈运动，以免视网膜脱离，定期复查。

第3节　视神经疾病患者的护理

（一）概述

视神经疾病分型较多，本节主要介绍视神经炎。视神经炎泛指神经的炎性脱髓鞘、感染、非特异性炎症等疾病。因病变损害的部位不同而分为球内段的视盘炎及球后段的球后视神经炎。视神经炎大多为单侧性，视盘炎多见于儿童，球后视神经炎多见于青壮年。病因均较为复杂，以特发性脱髓鞘性视神经炎最常见，结核和梅毒感染是较常见的感染相关视神经炎病因。

（二）护理评估

1. 健康史　了解患者是否有结核病史、局部感染病史等。

2. 身心状况

（1）身体状况。患者表现为视力亚急性下降，可在一两天内发展为视力严重障碍，甚至无光感；通常在发病1～2周时视力损害最严重，其后视力可逐渐恢复，可伴有眼球后疼痛，特别是眼球转动时。患眼出现相对性传入性瞳孔障碍，指当手电交替双眼照射时，光线照到正常眼时瞳孔缩小，照到患眼时瞳孔散大，是单眼视神经病变重要的体征。眼底检查，视盘炎者视盘充血、水肿，视盘表面或其周围有小的出血点，但渗出很少。球后视神经炎者眼底多无异常改变。

（2）心理、社会状况。患者因视力的下降，害怕失明等，易出现恐惧、焦虑情绪。

3. 辅助检查　视野检查可出现中心暗点或视野向心性缩小；视觉诱发电位可表现为 P_{100} 波潜伏期延长、振幅降低；头部MRI可了解脑白质有无脱髓鞘斑，对早期诊断多发性硬化、选择治疗方案以及判断患者的预后有参考意义。光层相干断层扫描检测黄斑部神经节细胞复合体厚度及内丛状层厚度明显下降，能更早反映视神经损伤的程度。

（三）治疗要点

尽力寻找病因，去除病灶。急性期采用大剂量糖皮质激素冲击疗法。

（四）主要护理诊断/问题

1. 舒适度减弱　与视神经脱髓鞘有关。

2. 急性疼痛　眼球后部疼痛。

（五）护理措施

1. 一般护理　注意观察患者的病情变化，做好患者的生活护理。

2. 用药护理　为了减少视神经炎的复发，缩短病程，护士可在急性期遵医嘱使用糖皮质激素静脉冲击疗法，同时给予抗溃疡药物，并监测患者的血压、血糖等，减少糖皮质激素的不良反应。头部MRI提示多处脱髓鞘病灶时给予β干扰素（持续6个月），可减缓多发性硬化的发展。恢复期可遵医嘱使用B族维生素、肌酐及血管扩张剂等加强神经营养的药物。

3. 心理护理　应加强与患者的沟通，使患者对治疗充满信心。

（六）健康教育

介绍糖皮质激素的药理作用，注意不良反应的出现。提高患者自我保健知识。

自 测 题

A_1/A_2 型题

1. 下列哪项不是虹膜睫状体炎的体征
   A. 睫状充血　B. 房水混浊
   C. 角膜后沉着物　D. 虹膜纹理不清
   E. 瞳孔散大
2. 患者,男,40岁。主诉: 右眼红痛,视力下降2天。查体：右眼睫状充血，瞳孔较左眼小、光反射迟钝，诊断为急性虹膜睫状体炎，使用散瞳药物护理时不正确的说法是
   A. 减轻炎症　B. 多饮水
   C. 心脏病患者慎用　D. 青光眼患者可以使用
   E. 滴药后按压泪囊区
3. 视网膜中央动脉栓塞的急救护理措施不包括
   A. 视网膜激光光凝　B. 吸氧
   C. 降低眼压　D. 使用血管扩张剂
   E. 使用抗凝剂

（刘艳芳　姜宪辉）

第7章 屈光不正、斜视和弱视患者的护理

第1节　屈光不正患者的护理

眼为视觉器官，通过感受外界光线刺激并在视网膜上聚焦成像，因此，从光学角度可将眼看作一种复合光学系统。眼球屈光系统的主要成分由外向内依次为角膜、房水、晶状体和玻璃体。眼在调节松弛的状态下，外界的平行光线通过眼的屈光系统后，聚集成一个焦点并准确地落在视网膜黄斑中心凹，形成清晰的物像，这种屈光状态的眼称为正视眼，若不能聚焦在视网膜黄斑中心凹，不能形成清晰的物像，这种屈光状态的眼称为屈光不正。屈光不正的类型包括近视、远视和散光（图7-1）。屈光力的单位用屈光度（diopter，D）表示。

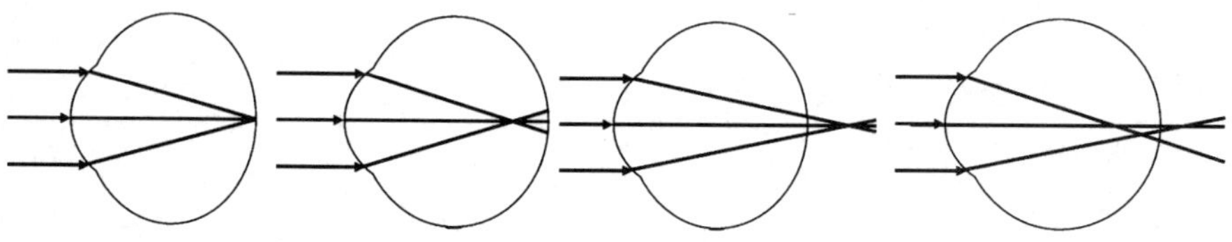

图7-1　眼的屈光状态

考点　屈光不正的类型

一、近　　视

（一）概述

近视（myopia）指眼在调节松弛的状态下，外界的平行光线经过眼的屈光系统后，焦点聚集在视网膜之前的状态。

近视的分类如下。

1. 根据屈光程度分类　①轻度近视，屈光度在–3.00D以下。②中度近视，屈光度在–3.25～–6.00D。③高度近视，屈光度在–6.00D以上。

2. 按屈光成分分类　①轴性近视，眼的屈光力正常，眼球前后径较正常人长所致。高度近视多为轴性近视。②屈光性近视，眼球前后径正常，眼的屈光力较强所致，如圆锥角膜和晶状体变厚。

3. 按近视的性质分类　①单纯性近视，即一般性近视，屈光度通常在–6.00D以下的轻中度近视，主要是指由发育期视近过度造成的近视。眼球组织正常，不出现病理性改变。②病理性近视，多在年龄较小时发病，不断加重，度数一般大于–6.00D。由于眼球直径不

断加长，眼球的许多组织可发生一系列的病理改变，如视网膜变性、视网膜裂孔、视网膜脱离等。

（二）护理评估

1. 健康史　近视有一定的遗传性，要了解家族中有无高度近视的人；询问用眼是否得当，特别是长时间近距离阅读、姿势不正确等情况；此外要了解户外活动暴露时间、营养状况等。

2. 身心状况

（1）身体状况。近视最突出的症状是远视力下降，近视力正常。可伴有：①视疲劳，患者常有畏光、眼胀痛、头痛及视物重影等视疲劳症状，休息后可缓解；②眼位偏斜，中、高度近视看近时调节不用或少用，集合也相应减弱，易引起隐性外斜视或外斜视；③眼底退行性变化，有豹纹状眼底、黄斑出血等变化。

（2）并发症。患者可并发黄斑出血、视网膜裂孔、视网膜脱离等。

（3）心理、社会状况。患者担心屈光度的增加，易出现焦虑、不配合治疗的心理。

3. 辅助检查　视力检查，眼底检查，角膜曲率检查等。

（三）治疗要点

准确验光确定近视度数，佩戴合适的凹透镜或角膜接触镜，也可选择屈光手术。

（四）主要护理诊断 / 问题

1. 舒适度减弱　与远视力下降有关。

2. 知识缺乏：缺乏近视防治知识。

（五）护理措施

1. 验光　主觉或客观验光以确定屈光不正的类型和程度。

2. 用药护理　12 岁以下者原则上第一次要用睫状肌麻痹剂散瞳验光。散瞳验光时，向家长说明散瞳是为了准确验光、区分真假性近视。散瞳后，畏光、视近物不清属正常现象，药物作用消失后症状消失，以减轻患者心理负担。常使用的睫状肌麻痹剂有 1% 阿托品眼膏、复方托吡卡胺滴眼液等。注意观察用药后反应。

3. 屈光矫正护理

（1）框架眼镜矫正。矫正配镜原则是选择最佳视力、最低度数的凹透镜。护士教会患者双手摘、戴眼镜；经常进行镜片超声清洁或清水冲洗，清洁后用专用眼镜布清洁；镜框发生扭曲时要由专业人士调整。老年近视者可选用多焦点眼镜，以获得由远到近的清晰视觉。儿童每 3 个月或半年复查 1 次，检查屈光度、瞳距是否有变化。

（2）屈光手术矫正。屈光手术是指通过手术改变眼的屈光状态的一种矫正方法。目前主要的手术方式有：飞秒激光辅助制瓣的准分子激光原位角膜磨镶术，飞秒激光小切口角膜基质透镜取出术，后房型有晶体眼人工晶体植入术（图 7-2）。

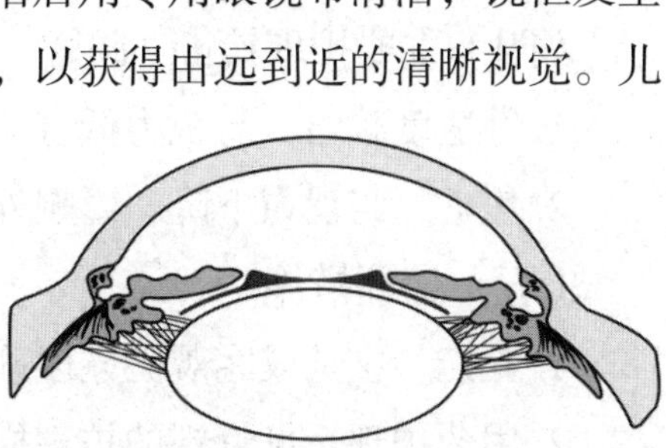

图 7-2　后房型有晶体眼人工晶体植入术

4. 心理护理　告知患者及时验光配镜，使患者消除感觉戴眼镜影响美观的心理。

5. 并发症的防护　高度近视患者定期检查眼底，视网膜变性或出现裂孔时及时处理。

（六）健康教育

指导患者，①养成良好的用眼卫生习惯，读书写字姿势端正，书本离眼33cm左右，不要在乘车时、走路时、阳光直射处、暗光处看书。②营造良好的视觉环境，室内光线充足，无眩光或闪烁光，桌椅高度合适。③高度近视的患者避免剧烈运动和头部振荡，防止视网膜脱离。④合理均衡饮食，多食含有多种维生素、叶黄素、玉米黄素的蔬菜和水果。

二、远　视

（一）概述

远视（hyperopia）指眼在调节松弛的状态下，外界的平行光线经过眼的屈光系统后，焦点聚集在视网膜之后的状态。

1. 根据屈光程度分类　①轻度远视，屈光度在+3.00D以下。②中度远视，屈光度在+3.25～+6.00D。③高度远视，屈光度在+6.00D以上。

2. 根据屈光成分分类　①轴性远视，眼的屈光力正常，眼球前后径较正常人短所致。眼球发育受影响时，眼轴不能达到正常长度即成为轴性远视。②屈光性远视，眼球前后径正常，眼的屈光力较弱所致，如扁平角膜、无晶状体眼等。

（二）护理评估

1. 健康史　了解有无与用眼有关的视疲劳症状，儿童注意有无内斜视。

2. 身心状况

（1）身体状况。高度远视，远、近视力都下降。可伴有，①视疲劳：视物模糊、头痛、畏光、流泪等。②眼位偏斜：过度使用调节能力，伴随过度集合，易引起隐性内斜视或内斜视。③眼底改变：视盘较正常小而色红，边界较模糊，稍隆起。

（2）并发症。易发生青光眼或弱视。

（3）心理、社会状况。患者担心外观的改变，长期佩戴眼镜等易出现焦虑、抑郁心理。

3. 辅助检查　验光检查，角膜曲率检查等。

（三）治疗要点

准确验光确定远视度数，佩戴合适的凸透镜。

（四）主要护理诊断/问题

1. 舒适度减弱　与视力低有关。

2. 焦虑　与视力下降、影响外观、工作受限等因素有关。

（五）护理措施

1. 验光　主觉或客观验光以确定屈光不正的类型和程度。

2. 用药护理　见近视的护理措施。

3. 屈光矫正护理　框架眼镜矫正：矫正配镜原则是选择最佳视力、最高度数的凸透镜。轻度远视如无症状则不矫正，如有视疲劳和内斜视，即使远视度数低也应戴镜。中度远视或中年以上患者应戴镜矫正以增进视力，消除视疲劳及防止眼位变化。

4. 心理护理　告知患者及时验光配镜，以及随着年龄的增长，屈光度数的变化趋势。消除患者戴眼镜影响美观的心理。

（六）健康教育

对学龄前儿童、中小学生定期进行视力检查。告知学龄前儿童生理性远视是眼球发育正常的过程，无需担心和治疗。儿童的眼睛处于发育期，其屈光程度和瞳距变化较快，要定期复查，及时更换眼镜。定期检查眼压，预防并发症。

三、散　光

（一）概述

散光（astigmatism）是指由于眼球屈光系统各子午线的屈光力不同，平行光线进入眼内不能在视网膜上形成清晰物像的一种屈光状态。散光包括规则散光和不规则散光。规则散光主要是角膜和晶状体方面的原因。不规则散光主要是由于角膜表面凹凸不平所致的乱折射。

（二）护理评估

1. 健康史　了解有无与用眼有关的视疲劳症状，注意儿童有无内斜视。

2. 身心状况

（1）身体状况。远、近视力都下降，常出现视物模糊、变形、串行。可伴有视疲劳，可能与视物模糊、喜眯眼有关。

（2）并发症。可出现头位倾斜和斜颈等。

（3）心理、社会状况。患者担心外观的改变，长期佩戴眼镜等易出现焦虑心理。

3. 辅助检查　验光查出散光的度数和轴向，散光度数大的做角膜地形图，排除圆锥角膜。

（三）治疗要点

准确验光，确定散光的度数和轴向，根据具体情况选择合适的矫正方法。有症状的散光用圆柱镜矫正，不规则散光可用角膜接触镜矫正或进行激光角膜手术。

（四）主要护理诊断 / 问题

1. 舒适度减弱　与视物模糊、变形有关。

2. 知识缺乏：缺乏散光防治知识。

（五）护理措施

1. 验光　准确验光确定散光度数和轴向。

2. 屈光矫正护理　正确指导框架眼镜的佩戴及戴镜注意事项（详见近视眼的护理）；角膜接触镜佩戴者应每天晚上取下镜片进行清洁和消毒。

3. 心理护理　告知患者及时验光检查。消除患者焦虑心理。

（六）健康教育

参见近视眼的护理。

链接

老 视

随着年龄增长，晶状体弹性逐渐下降，睫状肌和悬韧带功能也逐渐变弱，从而引起眼的调节功能减弱，近点逐渐远移，近距离阅读或工作感觉困难，这种由于晶状体老化所致的调节减弱称为老视。远视患者老视出现较早，近视患者老视出现较晚。老视的主要表现为：近距离工作或阅读困难。阅读时不自觉地把书本拿到更远的距离；喜欢用更强的照明度提高视力，且不能持久阅读。

老视最常用的矫正方法是佩戴凸透镜，目前有三种配镜方式，即单光镜、双光镜和渐变多焦点镜。一般正视眼的老视度数和年龄关系如下：45 岁配戴 +1.50D，50 岁配戴 +2.00D，55 岁配戴 +2.50D，60 岁配戴 +3.00D。渐变多焦点镜能满足远、中、近不同距离的视觉需求，有全程清晰的视觉。

第 2 节　斜视患者的护理

在正常双眼注视状态下，一个物体在双眼视网膜对应部位（对应点）所形成的像，经大脑视觉中枢融合成一个完整的立体形态功能，称为双眼单视。在异常情况下，双眼不协同，在双眼注视状态下出现眼位的偏斜，称为斜视（strabismus）。斜视的种类很多，下面主要讲述共同性斜视与麻痹性斜视两大类。

一、共同性斜视

（一）概述

共同性斜视是眼外肌本身及其支配神经均无器质性病变，由于某一对拮抗肌力量不平衡引起的眼位偏斜，在向不同方向注视或更换注视眼时，其偏斜度相等。

（二）护理评估

1. 健康史　询问患者的出生史和家族史，斜视发生的时间和症状；目前的视力状况。

2. 身心状况

（1）身体状况。当一只眼注视时，另一眼的视线偏向目标一侧。偏于内侧者为内斜视，偏于外侧者为外斜视。了解患者目前的视力状况。患者有无复视，有无头晕，有无头位偏斜（代偿性头位）。可能引起视功能障碍，包括视力下降和双眼单视功能障碍。

（2）并发症。可出现屈光不正、失用性弱视。

（3）心理、社会状况。患者常因视功能有明显障碍和外观的改变而焦虑不安。

3. 辅助检查　常用的有遮盖法、角膜映光法、复视像检查和牵拉试验等。

（三）治疗要点

共同性斜视以手术治疗为主。

（四）主要护理诊断 / 问题

1. 舒适度减弱　与视功能障碍有关。

2. 知识缺乏：缺乏斜视、单眼视及立体视的防治知识。

（五）护理措施

1. 一般护理 对共同性斜视患者进行散瞳验光及视功能检查，酌情配合适的眼镜。对于斜视角已稳定，或经非手术治疗后仍有偏斜者应尽早手术。

2. 手术护理 护士应遵医嘱做好围手术期护理，术前认真检查视功能，眼位及偏斜程度；术后进行视功能训练。

3. 心理护理 介绍视功能训练方法和有关治疗知识，消除患者焦虑、自卑心理。

4. 并发症的预防 定期检查眼位和视功能。

（六）健康教育

共同性斜视治疗的目的不仅是为了美观，更重要的是手术后通过手术后视功能训练，患者能提高斜视眼的视力，增加获得双眼单视功能及立体视功能的机会。

二、麻痹性斜视

（一）概述

麻痹性斜视是支配眼外肌运动的神经核、神经或眼外肌本身器质性病变引起的眼位偏斜，又称为非共同性斜视。

（二）护理评估

1. 健康史 了解患者眼部有无炎症、外伤或颅内及全身感染、脑血管疾病等病史。

2. 身心状况

（1）身体状况。由于支配眼外肌运动的神经核、神经和眼外肌本身器质性病变引起，故眼球向麻痹肌作用方向运动时有不同程度的限制，表现为向不同方向注视时斜视角不相等。患者有明显的复视、头晕、恶心等不适，头位偏向麻痹肌运动方向，以消除复视。可能引起视功能障碍，包括视力下降和双眼单视功能障碍。

（2）并发症。可出现屈光不正、弱视。

（3）心理、社会状况。患者常因视功能有明显障碍和外观的改变而焦虑不安。

3. 辅助检查 常用的有遮盖法、Parks 三步法和牵拉试验等。

（三）治疗要点

针对病因进行治疗，保守治疗 6 个月无效，可以手术治疗。

（四）主要护理诊断 / 问题

1. 舒适度减弱 与视功能障碍有关。

2. 知识缺乏：缺乏斜视、单眼视及立体视的防治知识。

（五）护理措施

1. 一般护理 麻痹性斜视针对病因进行治疗和护理。佩戴三棱镜或用遮盖法治疗，以消除因复视引起的全身不适。

2. 药物护理 护士遵医嘱为患者肌内注射维生素 B_1、维生素 B_{12} 和三磷酸腺苷。

3. 手术护理 经保守治疗未能充分奏效者，可以考虑手术治疗，手术治疗后进行双眼视功能训练。护士应遵医嘱做好围手术期护理。

4. 心理护理　介绍视功能训练方法和有关治疗知识，以增强患者治疗的信心。

（六）健康教育

防治慢性病，减少并发症的发生。

第3节　弱视患者的护理

（一）概述

弱视（amblyopia）指视觉系统在发育过程中受到某些因素干扰，无法使视觉细胞获得充分刺激，视觉发育受到影响所致。眼球本身无器质性病变，矫正视力达不到正常水平。

弱视的分类如下。

1. 斜视性弱视　是最常见的类型，好发于单眼性斜视患者。由于患者物像不在两眼的正常视网膜对应点上，大脑主动抑制斜视眼传入的视冲动，患眼长期被抑制而形成弱视。

2. 屈光参差性弱视　两眼屈光度数相差较大，致使两眼视网膜成像大小不等、融合困难，屈光不正较大一眼视功能受到抑制，形成弱视。

3. 形觉剥夺性弱视　多发生在有眼屈光间质混浊的儿童、完全性上睑下垂或遮盖等情况下，妨碍了视觉的充分输入。婴幼儿即便短暂地遮盖单眼也可能引起剥夺性弱视，干扰了视觉发育。

4. 屈光不正性弱视　未经过矫正的高度屈光不正眼无法使物像聚焦在视网膜上，引起弱视。

（二）护理评估

1. 健康史　了解患者的出生史和家族史；目前的视力状况，是否经过治疗及治疗效果。

2. 身心状况

（1）身体状况。患者最佳矫正视力差，达不到该年龄段的正常视力。可伴有：①拥挤现象，辨认排列成行的视标较单个视标分辨力差，是注视点与邻近视标之间相互影响所致；②异常固视，弱视眼可有固视不良，多为旁中心注视等；③双眼单视功能障碍。

（2）并发症。可出现斜视。

（3）心理、社会状况。常因视功能有明显障碍而焦虑不安，甚至产生自卑心理。

3. 辅助检查　常用的有验光、视觉诱发电位检查等。

（三）治疗要点

做到早发现、早治疗。

（四）主要护理诊断/问题

1. 舒适度减弱　与视力差，视功能障碍有关。

2. 知识缺乏：对弱视不够重视，缺乏弱视的防治知识。

（五）护理措施

1. 治疗护理　①准确验光，通过佩戴眼镜等矫正屈光不正；②原发疾病的治疗，如先天性白内障、上睑下垂等应尽早手术矫正；③采用优势眼遮盖疗法、红色滤光片法、后像疗法、视刺激疗法等提高视功能。

2. 心理护理　介绍弱视对工作、生活的不良影响，增强患者治疗愿望，消除患者焦虑心理。

（六）健康教育

耐心向家长解释弱视的治疗效果和患者开始治疗的年龄密切相关，年龄越小，效果越好，一般 6 岁以前效果较好，12 岁以后效果差。

自 测 题

A_1 型题

1. 屈光不正不包括
   A. 近视　B. 远视
   C. 散光　D. 斜视
   E. 高度近视
2. 近视的视力表现为
   A. 近视力好，远视力差
   B. 远视好
   C. 近视力差
   D. 远、近视力均好
   E. 远、近视力均差
3. 近视应该佩戴的眼镜是
   A. 放大镜　B. 凸透镜
   C. 凹透镜　D. 圆柱镜
   E. 以上都不是
4. 远视的视力表现为
   A. 近视力好，远视力差
   B. 远视力好
   C. 近视力差
   D. 远、近视力均好
   E. 远、近视力均差
5. 散光应该佩戴的眼镜是
   A. 凹透镜　B. 凸透镜
   C. 圆柱镜　D. 放大镜
   E. 以上都不是

（刘艳芳　姜宪辉）

第 8 章
眼外伤患者的护理

机械性、物理性和化学性等因素直接作用于眼部，引起眼的结构和功能损害，统称为眼外伤（ocular trauma）。眼球的结构精细、脆弱、复杂，一旦损伤，很难修复。眼外伤往往造成视力障碍，甚至眼球丧失，是致盲的主要原因之一。眼外伤根据致伤原因可分为机械性眼外伤和非机械性眼外伤两大类。机械性眼外伤包括眼球表面异物伤、眼钝挫伤、眼球穿通伤及眼内异物伤。非机械性眼外伤包括眼热烧伤、眼化学烧伤、眼辐射伤等。

一、眼球表面异物伤

（一）概述

眼球表面异物有结膜异物和角膜异物。结膜异物常见的有灰尘、煤屑、沙粒、飞虫、睫毛。角膜异物以铁屑、煤屑、植物刺、爆炸伤多见。

（二）护理评估

1. 健康史　询问患者是否有明确的异物溅入史，询问异物的种类、性质，并详细了解患者致伤的过程、受伤后的诊疗过程。

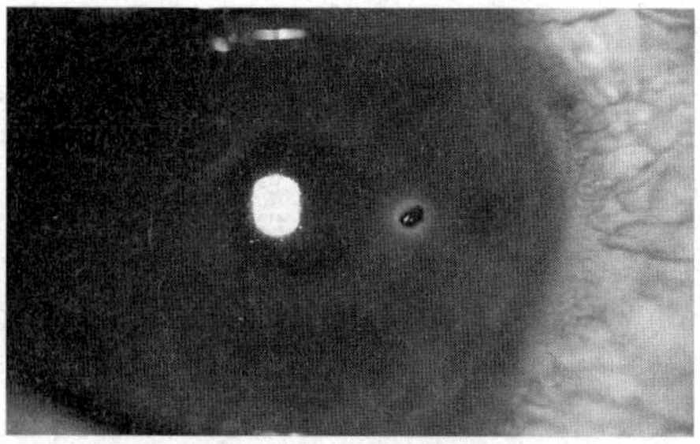

图 8-1　角膜异物

2. 身心状况

（1）身体状况。患者有眼疼痛、畏光、流泪、异物感、眼睑痉挛、视物模糊等。结膜充血或混合充血。结膜异物常隐藏于下穹隆部；角膜异物（图 8-1）多见于睑裂暴露处角膜，铁质异物常在角膜上形成锈斑。

（2）并发症。可出现结膜炎、角膜炎等。

（3）心理、社会状况。患者会出现焦虑、紧张、恐惧情绪。

3. 辅助检查　裂隙灯显微镜检查可见眼球表面异物。

（三）治疗要点

尽早取出异物。

（四）主要护理诊断 / 问题

1. 舒适度减弱　与异物刺激及眼外伤有关。

2. 有感染的危险　与异物停留时间过长、处理不当及异物性质有关。

（五）护理措施

1. 治疗护理　结膜异物可在表面麻醉下用无菌湿棉签拭出，或结膜囊冲洗。角膜异物，在表面麻醉下，用无菌湿棉签拭出。稍深异物可用无菌注射器针头或角膜异物铲剔除。铁质异物，若有锈斑，尽量一次刮除干净。多个深浅不一的异物，可分次剔除。剔除异物时应严格执行无菌操作，剔除异物后局部应用抗生素防治感染。需要手术者，及时做好术前准备。眼部操作动作要轻，勿压迫眼球。护士应遵医嘱协助医生取出异物。

2. 药物护理　按医嘱应用抗生素滴眼液，预防感染的发生。

（六）健康教育

向患者及家属介绍本病的防治和护理知识。风沙天气或锻焊工要注意自我防护，外出及工作时戴防护镜，如有异物溅入眼内，切忌揉眼或自行剔除，应立即就诊。

二、眼钝挫伤

（一）概述

眼钝挫伤是眼部受机械性钝力引起的外伤，常见原因有砖石、拳头、木头、球类、车祸及爆炸的冲击波等。钝力除直接损伤打击部位外，还可在眼内组织传导，产生间接损伤，可造成眼球和眼附属器的损伤。

（二）护理评估

1. 健康史　询问患者受伤的时间、地点、致伤物等，并详细了解患者受伤过程及受伤后的处理情况。

2. 身心状况

（1）身体状况。可有不同程度的视力下降、眼部疼痛等。①眼睑挫伤（图 8-2），表现为眼睑水肿、皮下淤血、眼睑裂伤、泪小管断裂及眶壁骨折与鼻窦相通而致眼睑皮下气肿；②结膜挫伤，表现为结膜水肿、淤血及结膜裂伤；③角膜挫伤，表现为角膜上皮擦伤，角膜基质层水肿、增厚及混浊，角膜裂伤甚至角膜破裂；④巩膜挫伤，表现为角巩膜缘或赤道部裂伤；⑤虹膜睫状体挫伤，表现为前房积血、外伤性瞳孔散大、外伤性虹膜睫状体炎、继发性青光眼；⑥晶状体挫伤，表现为晶状体脱位或半脱位、外伤性白内障；⑦其他，表现为如玻璃体积血，脉络膜破裂，视网膜出血、振荡或脱离，视神经挫伤等。

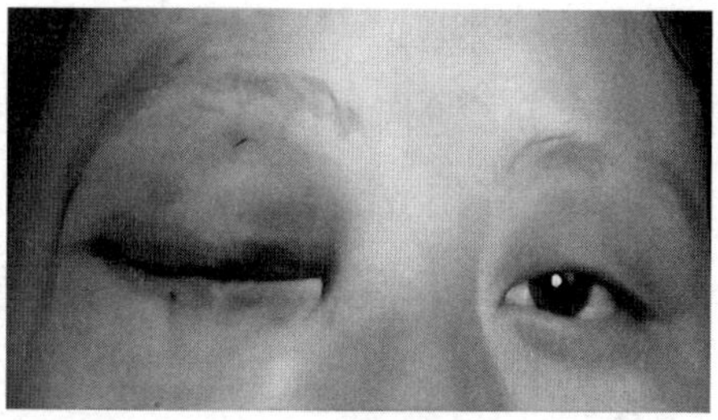

图 8-2　眼睑挫伤

（2）并发症。可出现皮下气肿、外伤性白内障、继发性青光眼、眼内出血、视网膜脱离等。

（3）心理、社会状况。眼钝挫伤为意外伤害，损伤视功能和容貌，患者会焦虑、恐惧、不安。

3. 辅助检查　CT、眼 B 超检查（眼球破裂者慎用）等。

（三）治疗要点

①有生命危险时，先抢救生命。②没有伤口的眼睑淤血，48 小时内给予冷敷，48 小时以后热敷，促进积血吸收。③清创缝合，裂伤及时清创缝合伤口，并给予抗炎止血、止痛及注射破伤风抗毒素；泪小管断离给予吻合术。尽量做到功能和容貌双重修复。④严重眼挫伤伴有前房积血给予双眼包扎，半卧位休息。有晶状体脱位、白内障及青光眼、视网膜裂孔等病变，应对症手术处理。

（四）主要护理诊断/问题

1. 急性疼痛　与眼组织损伤有关。

2. 舒适度减弱　与眼内积血、眼内组织损伤有关。

（五）护理措施

1. 一般护理　前房积血患者，包扎双眼，半卧位休息，多食富含纤维素易消化的软食，保持大便通畅，避免用力排便、咳嗽及打喷嚏。如患者双眼视力受损，护士应协助生活护理。

2. 用药护理　遵医嘱，给予起抗炎、止血、止痛、降眼压、镇静、散瞳等作用的药物，并观察药物反应。

3. 手术护理　护士遵医嘱对需手术的患者做好术前及术后护理。

4. 病情观察　严密监测血压、呼吸等生命体征，监测视力、眼压、眼部伤口的变化，并做好记录。如患者有异常，护士应及时报告医生并协助处理。

5. 心理护理　对于恐惧和焦虑的患者，护士应给予关心、爱护，耐心做好其心理疏导。

（六）健康教育

本病重在预防。加强安全生产的宣传教育，完善防护措施，能有效减少眼钝挫伤。

三、眼球穿通伤及眼内异物伤

（一）概述

眼球穿通伤是指眼球被锐器刺破、切割或异物击穿所致眼球壁的全层裂开，伴或不伴眼内组织的损伤或脱出。常见于刀、针、剪等锐利器、异物碎片直接刺破眼球壁，或金属碎片飞溅入眼内所致眼球穿通伤，可伴有眼内异物存留和眼内组织嵌顿于创口。眼内异物伤是指异物击穿眼球壁，存留于眼内。最常见异物是金属与石块。其他可见玻璃、瓷器、木材等异物。异物的损害有机械性破坏眼内组织、化学剂毒性反应及眼内异物感染，是严重损害视力的一种眼外伤。

（二）护理评估

1. 健康史　询问患者外伤史，致伤物及受伤时间、地点、部位、环境等。

2. 身心状况

（1）身体状况。可有不同程度的视力下降、眼部疼痛、出血。房水外流时，常有“热泪”涌出的感觉。角膜穿通伤伤口小且规则者，可自行闭合，角膜呈点、线状混浊；伤口大而不规则者，常有虹膜脱出及嵌顿、前房变浅（图 8-3），也可伴有晶状体损伤。巩膜穿通伤较小，伤口不易发现，伤口表面仅见结膜下出血；大的伤口常伴有脉络膜、玻璃体、视网膜损伤及出血。角巩膜穿通伤，多伴有葡萄膜脱出、眼内出血。

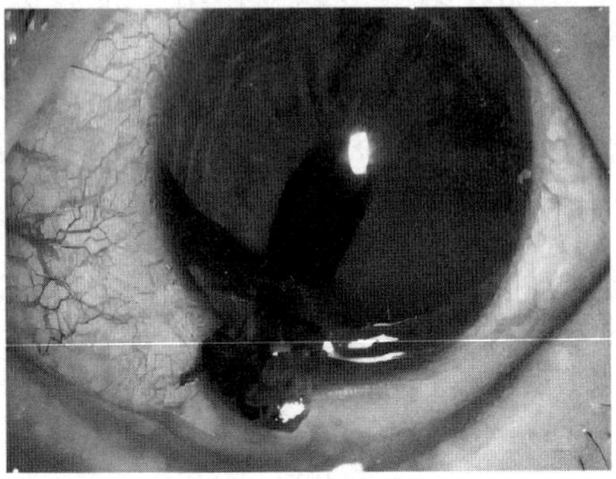

图 8-3　角膜穿通伤

虹膜脱出，房水外流

（2）并发症。可出现外伤性虹膜睫状体炎、外伤性白内障、继发性青光眼、眼内炎、视网膜脱离、交感性眼炎、失明及眼球萎缩等。

（3）心理、社会状况。由于意外发生眼球穿通伤，视力突然改变。患者因害怕失明而恐惧，又因剧烈眼痛等不适感而焦虑，担心面容受损、损害形象而悲哀。

3. 辅助检查 行 X 线、CT、MRI（金属异物禁用）等检查，确定有无眼内异物，以及异物的性质、大小、位置及其与周围组织的关系；眼眶壁有无骨折等。

（三）治疗要点

眼球穿通伤为眼科急诊，治疗原则是清创缝合伤口，在显微镜下行次全层缝合闭合眼球，防治感染等并发症。眼内异物择期手术取出。磁性异物，用电磁铁吸出。非磁性异物，行玻璃体切割术取出。

（四）主要护理诊断 / 问题

1. 急性疼痛 与眼组织损伤有关。

2. 舒适度减弱 与眼穿通伤有关。

（五）护理措施

1. 用药护理 护士遵医嘱给予药物治疗，并注意观察用药反应。

2. 手术护理 要及时做好手术护理准备以协助医生进行手术。眼球穿通伤，术前切忌剪睫毛、冲洗结膜囊，防止污染异物进入伤口，引起感染。术后严格执行无菌操作，正确使用抗生素，局部检查和治疗时动作轻柔，以免加重眼内组织脱出和出血。

3. 病情观察 监测患者体温、脉搏、呼吸及血压等生命体征。有生命危险，首先抢救生命。监测伤眼视力、眼压变化，注意伤口有无出血、感染，观察健眼有无交感性眼炎发生，有异常及时报告医生迅速处理。

4. 心理护理 安抚患者及家属情绪，焦虑、恐惧者给予心理疏导。

（六）健康教育

向患者及家属介绍本病的病因、相关防治和护理的知识。

链接

交感性眼炎

交感性眼炎是指发生于一眼穿通伤或内眼手术后的双侧肉芽肿性葡萄膜炎，受伤眼称为诱发眼，另一眼则被称为交感眼。可发生于外伤或手术后 5 天至 56 年内，但多发生于 2 周至 2 个月内。一般发病隐匿，多为肉芽肿性炎症。对眼前段受累者，可给予糖皮质激素和睫状肌麻痹剂点眼，表现为后葡萄膜炎或全葡萄膜炎者，可选择糖皮质激素口服和其他免疫抑制剂治疗。

四、眼化学烧伤

（一）概述

眼化学烧伤是指化学物品的液体、粉尘或气体接触眼部所致。眼化学烧伤属眼科危急重症，其预后与致伤物的浓度、接触时间及急救的情况有关。多发生在化工厂、施工现场、实验室或人为泼洒。常见的是酸或碱烧伤，都需要作为急诊处理。①酸性烧伤，由于强酸对蛋白质有凝固作用，凝固坏死的蛋白质可阻止酸性物质继续向深层组织渗透。②碱性烧伤，常见由氢氧化钠、生石灰、氨水等引起。碱能溶解脂肪和蛋白质，碱烧伤后很快渗透组织深层和眼内，使细胞分解坏死，因此碱烧伤比酸烧伤组织损伤重，预后差。

（二）护理评估

1. 健康史　询问致伤化学物品的名称、浓度、数量及与眼部接触的时间，是否经过处理。紧急情况下，简单了解后，立即冲洗或边询问边处理。

2. 身心状况

（1）身体状况。可有不同程度的畏光、流泪、眼睑痉挛、眼痛和视力下降。根据酸碱烧伤后组织损伤程度，分为轻、中、重三度。①轻度：眼睑及结膜充血、水肿，角膜上皮部分脱落，数日后上皮修复，基本不留瘢痕。②中度：眼睑皮肤可起水疱或糜烂，结膜部分坏死，血管模糊不清，角膜上皮层完全脱落、混浊，愈后留有角膜斑翳。③重度：结膜广泛的缺血性坏死，角膜全层灰白或瓷白色混浊。

（2）并发症。可出现角膜溃疡、角膜穿孔、角膜白斑、粘连性角膜白斑、角膜葡萄肿、眼球萎缩、青光眼、白内障等。

（3）心理、社会状况。眼化学烧伤造成患者视功能和容貌双重伤害，患者出现焦虑、恐惧、悲观情绪。

3. 辅助检查　裂隙灯显微镜检查了解损伤程度。

（三）治疗要点

①急救原则是争分夺秒，就地取水，现场彻底冲洗眼部后送医院就诊。②散瞳及抗感染治疗。③早期糖皮质激素减轻炎症反应。④后期治疗并发症。

（四）主要护理诊断/问题

1. 急性疼痛　与化学物质刺激眼部组织有关。

2. 进食自理缺陷　与双眼烧伤视功能丧失有关。

（五）护理措施

1. 急救护理　①在现场立即就地取水，冲洗眼部。②遵医嘱生理盐水反复冲洗。冲洗时翻转眼睑，转动眼球，暴露穹隆部，冲洗时间至少达 30 分钟，尽快清除残留于结膜囊的化学物质。如果患者眼睑痉挛严重，可在表面麻醉后冲洗。

2. 一般护理　重者卧床休息。给予高营养、高维生素、高蛋白饮食，多食蔬菜水果以保持大便通畅；对双眼视力受损者，协助其生活护理。

3. 用药护理　遵医嘱准确用药。局部或全身应用抗生素和糖皮质激素。碱烧伤者用维生素 C，生石灰烧伤患者可加用 0.5% 依地酸二钠。注意观察用药效果和反应。

4. 手术护理　遵医嘱做好术前及术中护理。术后为防止睑球粘连，用玻璃棒分离球结膜和穹隆部结膜后涂抗生素眼膏，或安放隔膜。

5. 心理护理　外伤直接影响视功能和眼部外形，患者出现恐惧、焦虑、悲哀心理，护士应积极开导患者，耐心解释病情及治疗情况，消除患者恐惧、焦虑、悲哀心理，增强患者自信心，使其配合治疗。

考点 眼化学烧伤的急救护理

（六）健康教育

经常宣传眼化学烧伤的危害及预防措施。对从事化工工作人员，告知其做好自身防护，规范操作，防止化学物质飞溅入眼。介绍眼化学烧伤急救常识，一旦发生立即就地取水，彻底冲洗至少 30 分钟后送医院救治。

五、辐射性眼外伤

（一）概述

辐射性眼外伤包括电磁波谱中各种辐射线造成的损害，如紫外线、红外线、X 线、可见光、微波等多种辐射线，不同波长的射线对眼的损害也不相同。①电焊弧光、高原日光、雪地及水面反光可造成眼部紫外线损伤，又称为电光性眼炎或雪盲。紫外线照射使组织蛋白质凝固变性，角膜上皮坏死脱落。②玻璃加工和高温环境可产生大量红外线。波长 800 ～ 1200mm 短波红外线可被晶状体和虹膜吸收造成白内障。③离子辐射性损伤见于由 X 线、γ 射线、中子或质子等所致的眼部损伤，射线进入体内组织后，破坏细胞内代谢过程，使细胞畸变死亡，造成血管损害，多见于肿瘤放射治疗和放射职业人员。④可见光损伤是热和光化学作用导致，可引起黄斑损伤。微波穿透性较强，可能引起白内障或视网膜出血。

（二）护理评估

1. 健康史　询问患者受伤时间、地点、环境及与眼部接触的时间，是否经过处理。

2. 身心状况

（1）身体状况。双眼疼痛，畏光、流泪等。紫外线损伤可在照射后 3 ～ 12 小时发作，结膜水肿，角膜上皮点状或片状脱落。红外线、离子辐射、微波都可造成晶状体混浊，形成白内障。可见光、离子辐射、微波可造成黄斑变性及视网膜的出血、渗出等病变。

（2）并发症。可出现白内障、黄斑变性等。

（3）心理、社会状况。患者有焦虑情绪。

3. 辅助检查　裂隙灯显微镜检查了解损伤程度，必要时用荧光素染色检查。

（三）治疗要点

针对不同的病因与临床表现做不同的治疗。角膜上皮脱落主要止痛、预防感染。白内障导致视力下降影响工作及生活，可行手术。视网膜出血、渗出，必要时可激光治疗。

（四）主要护理诊断 / 问题

1. 急性疼痛　与化学物质刺激眼部组织有关。

2. 舒适度减弱　与角膜上皮脱落有关。

（五）护理措施

1. 用药护理　遵医嘱对角膜上皮剥脱的患者局部用少量 1% 丁卡因滴眼液镇痛，再涂抗生素眼膏，包扎双眼预防感染。一般 24 小时后角膜上皮可愈合。

2. 并发症护理　参照相应的并发症，如白内障，进行护理。

（六）健康教育

1. 向患者及家属介绍本病的病因及相关防治和护理知识。

2. 加强安全教育，规范操作，注意个体防护。强光下应戴太阳镜，电焊环境下应戴防护镜，减少射线刺激。用铅屏、铅板隔离中子线、γ射线、X线，保护好正常组织，防止辐射伤。

考点 眼外伤的护理措施

自测题

A_1 型题

1. 前房积血患者合适的体位是
   A. 半卧位　B. 健侧卧位
   C. 患侧卧位　D. 仰卧位
   E. 俯卧位
2. 眼球穿通伤患者的护理原则是
   A. 急诊手术取出眼球内异物
   B. 先冲洗治疗，后手术
   C. 先行次全层缝合闭合眼球
   D. 眼球内异物可不取出
   E. 以上都对
3. 对于电光性眼炎说法正确的是
   A. 不需要治疗
   B. 卧床休息
   C. 抗生素点眼
   D. 症状出现在 1 天之后
   E. 剧痛者可滴 1% 丁卡因滴眼液，涂抗生素眼膏

（刘艳芳　姜宪辉）

第 2 篇　耳鼻咽喉科护理

第 9 章

耳鼻咽喉气管食管的应用解剖和生理

耳鼻咽喉气管食管各器官主管人的听觉、平衡觉、嗅觉诸感觉及呼吸、吞咽、发声、语言等运动功能，各器官的解剖结构复杂、位置深在，生理功能独特。因此，掌握熟悉耳鼻咽喉气管食管的解剖结构、生理功能及诸器官之间的解剖关系，将有助于耳鼻咽喉气管食管疾病及其护理的学习。

第 1 节　鼻的应用解剖及生理

一、鼻的应用解剖

鼻分为外鼻、鼻腔和鼻窦三部分。

（一）外鼻

外鼻（图 9-1）形似一个基底向下的三棱锥体，突出于面部中央，由骨和软骨构成支架，外覆软组织和皮肤。

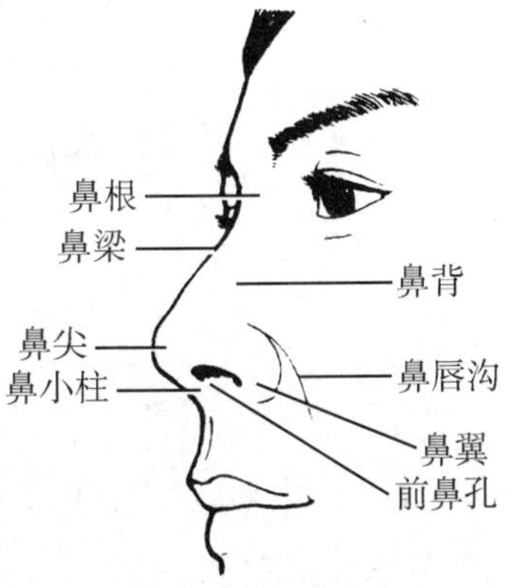

图 9-1　外鼻形态

外鼻的骨部支架由额骨鼻部、鼻骨及上颌骨额突和腭突组成，鼻骨上端窄而厚，下端宽而薄，故外伤时下 2/3 处易骨折。软骨则主要由隔背软骨和大翼软骨组成。

外鼻部皮肤厚薄不一，鼻根、鼻梁及其侧面皮肤较薄，皮下组织疏松，可以出现皱纹。鼻尖、鼻翼及鼻前庭处皮肤较厚，富有皮脂腺和汗腺，并与其下的脂肪纤维组织及软骨膜连接紧密，炎症肿胀时压迫神经末梢，疼痛较剧，是鼻疖、痤疮和酒糟鼻的好发部位。

外鼻的静脉（图 9-2）主要经内眦静脉和面静脉汇入颈内静脉。内眦静脉又可经眼上、眼下静脉与颅内海绵窦相通。并且面部的静脉无瓣膜，血液可双向流动，故鼻部皮肤感染可造成致命的海绵窦血栓性静脉炎。

考点　面部“危险三角区”的范围、鼻部感染可致颅内感染的机制

（二）鼻腔

鼻腔由鼻中隔分隔为左、右两腔，每侧鼻腔为一顶窄底宽的狭长腔隙，前起于前鼻孔，后止于后鼻孔，与鼻咽部相通。鼻内孔将每侧鼻腔分为鼻前庭和固有鼻腔前后两部分。

1. 鼻前庭　位于鼻腔最前部，由皮肤覆盖，长有粗硬的鼻毛，并富有皮脂腺和汗腺，较

易发生疖肿，由于缺乏皮下组织，皮肤与软骨膜紧密相连，在疖肿压迫刺激下，疼痛明显。

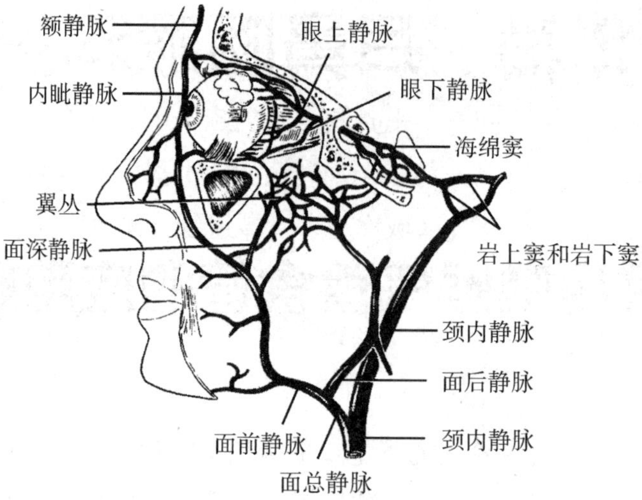

图 9-2 外鼻静脉与眼静脉及海绵窦的关系

2. 固有鼻腔 简称为鼻腔，由黏膜覆盖，由内、外、顶、底四壁组成。鼻前庭皮肤与固有鼻腔黏膜交界处称为鼻阈（即鼻内孔）。

（1）内侧壁。即鼻中隔，由软骨和骨构成，外覆盖有黏膜，其前下部黏膜内动脉（图 9-3）血管表浅而丰富，交织成网，称为利特尔区，是鼻出血最易发生的部位，又称为“易出血区”。

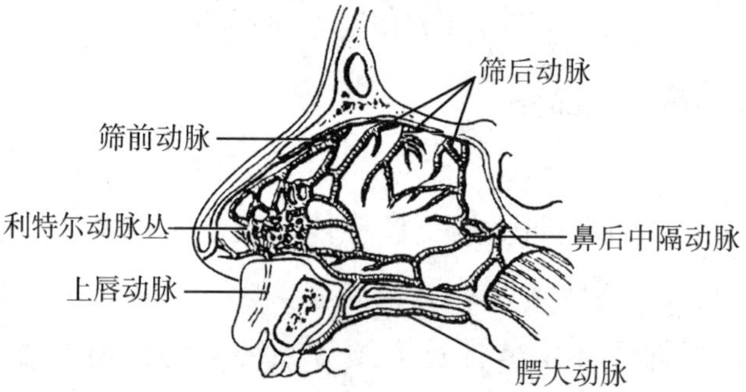

图 9-3 鼻中隔动脉

（2）外侧壁（图 9-4）。为鼻腔的重要部位。自上而下有突出于鼻腔中的三个呈阶梯状排列突起的骨性组织，外覆黏膜，分别称上、中、下鼻甲。各鼻甲下方均有一个裂隙状间隙，称为鼻道，即上、中、下鼻道。上、中、下鼻甲内侧面与鼻中隔之间的不规则空隙称为总鼻道。

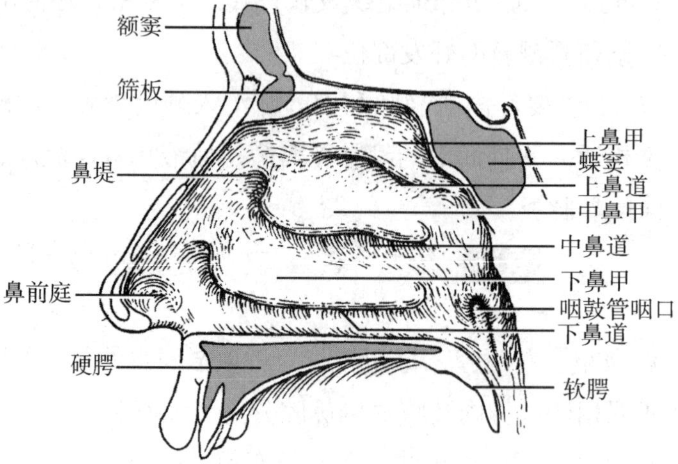

图 9-4 鼻腔外侧壁

上鼻甲位于鼻腔外壁的后上部，位置最高、体积最小，因其前下方有中鼻甲遮挡，前鼻镜检查不易窥见。后组筛窦开口于上鼻道。上鼻甲后上方有蝶筛隐窝，蝶窦开口于此。

中鼻甲是鼻内镜手术重要的解剖标志，中鼻道外侧壁上有两个隆起，前下隆起名钩突，后上隆起为筛泡，钩突与筛泡之间有一半月状裂隙，称为半月裂孔，半月裂孔向前下及外上扩大成漏斗状，称筛漏斗，额窦多开口于半月裂孔的前上部，其后为前组筛窦开口，最后为上颌窦开口。中鼻甲及中鼻道附近的区域称为窦口鼻道复合体。

下鼻甲为一独立骨片，前端距前鼻孔 3.0 ～ 3.5cm，后端距咽鼓管口 1.0 ～ 1.5cm，为鼻甲中最大者，故下鼻甲肿大时易致鼻塞或影响咽鼓管的开放功能，出现耳部症状。下鼻道前部顶端有鼻泪管开口，鼻甲肥大时引流不畅易致溢泪。距离下鼻甲前端 1.0 ～ 1.5cm，下鼻甲附着处骨壁较薄，是上颌窦穿刺的最佳进针部位。下鼻道外侧壁后部有鼻 - 鼻咽静脉丛，是老年人鼻腔后部出血的好发部位。

（3）顶壁。借筛骨水平板与颅前窝相隔，此板薄而脆，并有多数细孔，呈筛状，嗅神经由此穿过进入颅内。外伤或手术时易骨折致脑脊液鼻漏，成为颅内感染的途径。

（4）底壁。即硬腭，与口腔相隔，前 3/4 由上颌骨腭突构成，后 1/4 由腭骨水平部构成。

（三）鼻窦

鼻窦（图 9-5）为鼻腔周围颅面骨中含气空腔，左右成对，共 4 对，按其所在颅骨命名为额窦、筛窦、上颌窦及蝶窦。各窦腔均有窦口（图 9-6）与鼻腔相通，窦内黏膜也与鼻黏膜相连续。临床上按其解剖部位及窦口所在位置，将鼻窦分为前、后两组，前组鼻窦包括上颌窦、前组筛窦和额窦，其窦口均在中鼻道。后组鼻窦包括后组筛窦和蝶窦，前者窦口在上鼻道，后者窦口在蝶筛隐窝。

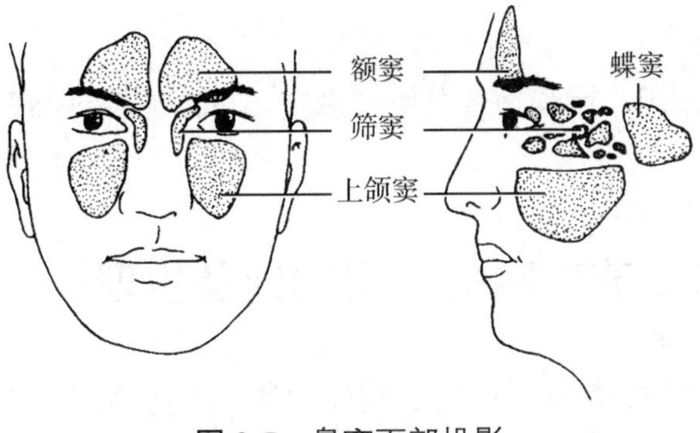

图 9-5　鼻窦面部投影

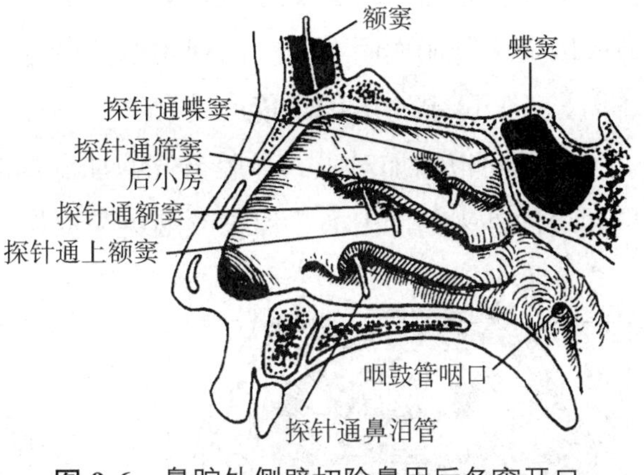

图 9-6　鼻腔外侧壁切除鼻甲后各窦开口

1. 上颌窦　为鼻窦中最大者，平均容积约 13ml，有 5 个壁。上壁即眶底，外伤时常导致眶内容物下垂到上颌窦内，引起眼球活动障碍、眼球内陷。前壁中央最薄并略凹陷，称尖牙窝，上颌窦手术多经此进入。后外壁与翼腭窝相隔，上颌窦肿瘤破坏此壁并侵犯翼内肌时可导致张口困难。内侧壁为鼻腔外侧壁下部，有上颌窦窦口通中鼻道，因窦口较高，不易引流，是上颌窦易患炎症的重要原因。底壁为上颌骨牙槽突，常低于鼻腔底部，与上颌第 2 前磨牙及第 1、2 磨牙根部以菲薄骨板相隔，故牙根感染可引起牙源性上颌窦炎。

2. 额窦　位于额骨下部的内、外板之间，左右各一。底壁为眶顶及前组筛窦之顶，其内侧相当于眶顶的内上角，急性额窦炎时该处有明显压痛。额窦开口于窦底内侧，经鼻额管通入中鼻道前端。

3. 筛窦　位于鼻腔外上部和眼眶内壁之间的筛骨内。前组筛窦开口于中鼻道，后组筛窦开口于上鼻道。筛窦外壁菲薄如纸，为眶内侧壁的纸样板，故筛窦或眼眶炎症可相互感染。

4. 蝶窦　位于蝶骨体内，由蝶窦中隔分为左右两侧，两侧常不对称。顶壁凹陷形成蝶鞍底部，故可通过蝶窦行垂体肿瘤摘除术。外侧壁与视神经、颈内动脉、颅中窝和海绵窦毗邻。后壁为蝶骨体。前壁有蝶窦开口，通过蝶筛隐窝。下壁为鼻咽顶。

二、鼻的生理

（一）鼻腔的生理功能

1. 呼吸功能

（1）过滤及清洁作用。鼻毛能阻挡空气中较大粉尘颗粒及细菌，起到阻挡、过滤作用。喷嚏反射亦可清除侵入鼻腔的粉尘和微小异物，鼻腔的清洁作用由鼻黏膜表面的黏液纤毛系统来完成。

（2）加温及加湿作用。较大而迂曲的鼻腔黏膜面和丰富的血液供应，对吸入的空气起到调节温度的作用。鼻黏膜腺体丰富，每日分泌液体约 1000ml，其中 70% 用于提高吸入空气的湿度。

2. 嗅觉功能　含气味的气体分子随吸入气流到达鼻腔嗅上皮处，刺激嗅感觉细胞产生神经冲动，经嗅神经到达嗅皮质产生嗅觉。

3. 共鸣功能　鼻腔是重要的共鸣器官，发声在喉，共鸣在鼻，以使声音洪亮而清晰。若鼻腔因炎症肿胀而闭塞时，出现闭塞性鼻音。

（二）鼻窦的生理功能

鼻窦可以增加对吸入鼻腔空气的加温加湿作用、增强声音共鸣。鼻窦还可以减轻头颅重量和缓冲外来的冲击力，保护颅脑免遭损伤。

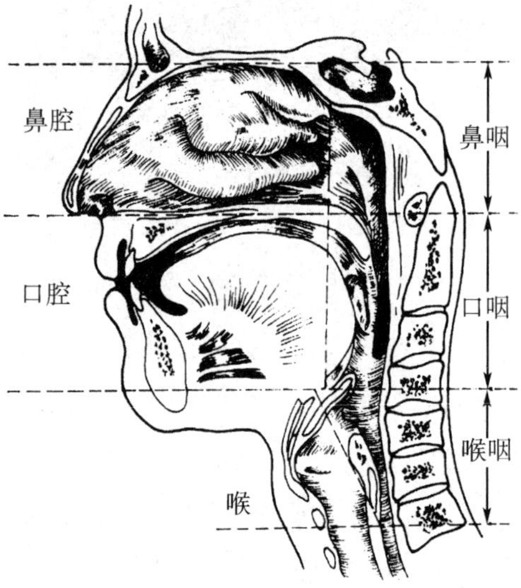

图 9-7　咽的分部

第 2 节　咽的应用解剖及生理

咽是呼吸道与消化道的共同通道，上起颅底，下至环状软骨下缘平面（约平第 6 颈椎），相当于食管入口平面，上宽下窄，前后扁平略呈漏斗形，成人全长约 12cm。

一、咽的应用解剖

（一）咽的分部

咽（图 9-7）以软腭平面、会厌上缘平面为界，自上而下分为鼻咽、口咽和喉咽三个部分。

1. 鼻咽（图 9-8）　又称上咽，上起颅底，下接口咽，向前经后鼻孔通鼻腔。在顶壁与后壁交界处的淋巴组织称腺样体（又称咽扁桃体），鼻咽的左右两侧下鼻甲后端约 1cm 处有一漏斗状开口为咽鼓管咽口，与中耳鼓室相通。此口后上方有一唇状隆起称咽鼓管圆枕。在咽鼓管圆枕后上方有一凹陷称咽隐窝，是鼻咽癌好发部位之一。

2. 口咽（图 9-9）　又称中咽，介于软腭游离缘平面至会厌上缘平面之间，前方借咽峡与口腔相通。咽峡是指由上方的腭垂（又称悬雍垂）和软腭的游离缘、两侧的腭舌弓及腭咽弓、下方舌背所围成的环形狭窄部位。腭舌弓和腭咽弓间的深窝称扁桃体窝，内有（腭）扁桃体。腭咽弓的后方，有纵行条索状淋巴组织称咽侧索。

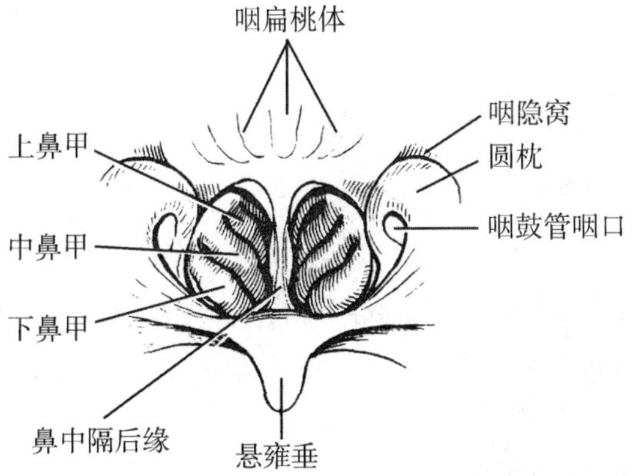

图 9-8　鼻咽部

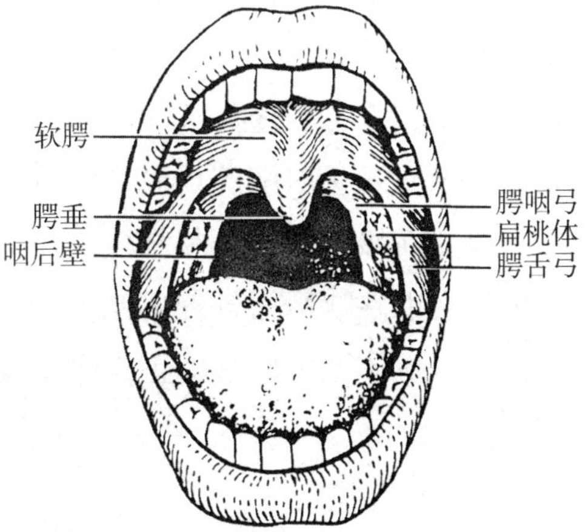

图 9-9　口咽部

3. 喉咽　又称下咽，介于会厌软骨上缘平面至环状软骨下缘平面之间，下方连接食管，在舌根与会厌软骨之间，左右各有一浅凹陷称为会厌谷，常为异物存留的部位。在喉口两侧左右各有一较深的隐窝称梨状隐窝。

（二）咽的淋巴组织

咽部有丰富的淋巴组织，较大淋巴组织团块呈环状排列，称咽淋巴环（图 9-10），主要有腺样体、咽鼓管扁桃体、咽侧索、咽后壁淋巴滤泡、腭扁桃体及舌扁桃体，这些淋巴组织在黏膜下有淋巴管相连构成咽淋巴环的内环；内环淋巴流向颈部淋巴结。颈部淋巴结又互相交通构成外环，主要由咽后淋巴结、下颌下淋巴结和颏下淋巴结等组成。内环和外环相互沟通，统称为咽淋巴环。

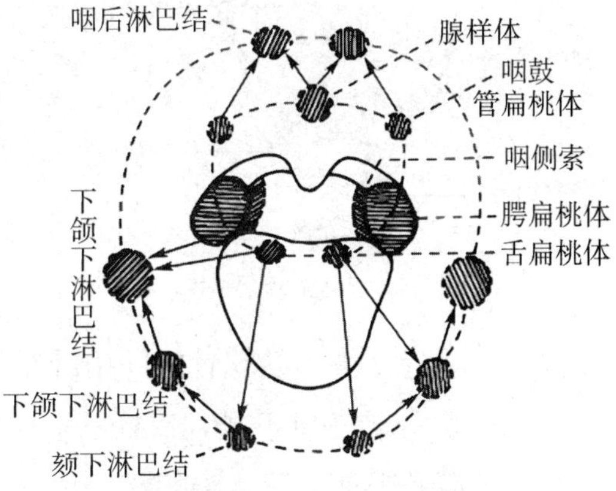

图 9-10　咽淋巴环模式图

1. 腭扁桃体　习惯称扁桃体，位于口咽部两侧腭舌弓与腭咽弓间的扁桃体窝中，为咽淋巴组织中最大者，左右各一，表面有 6 ～ 20 个内陷称为扁桃体隐窝。隐窝深入扁桃体内成为管状或分支状盲管，深浅不一，常有食物残渣存留，细菌、病毒在其中繁殖而形成感染的病灶。

2. 腺样体　又称咽扁桃体，位于鼻咽部顶后壁，有 5 ～ 6 条纵行沟隙。腺样体肥大可引起鼻阻塞，也可影响咽鼓管功能，导致中耳炎。

二、咽的生理

1. 吞咽功能　当食团到达咽腔时，软腭上举与咽后壁接触，关闭鼻咽腔，舌根隆起，迫使食团向下移动，此时会厌覆盖喉口，喉肌收缩迫使声门紧闭，食团越过会厌进入食管。

2. 呼吸功能　正常呼吸时的空气经过鼻和咽腔时，咽腔黏膜内富有腺体，对吸入的空气有加温加湿的作用，但弱于鼻腔。

3. 保护和防御功能　在吞咽和呕吐时，咽肌收缩可暂时封闭鼻咽和喉部，使食物不致反流入鼻腔或吸入气管。来自鼻、下呼吸道的分泌物，可借助咽反射作用吐出。

4. 调节中耳气压作用　进行吞咽动作时，咽鼓管开放，中耳内气压与外界大气压得以平衡，这是保持正常听力的重要条件之一。

5. 言语形成　发声时咽腔可改变形状而产生共鸣，使声音清晰、悦耳。

6. 扁桃体的免疫功能　扁桃体生发中心含有各种吞噬细胞，产生多种具有天然免疫力的细胞和抗体，可以吞噬消灭各种病原体。特别是 3 ～ 5 岁时，其免疫功能活跃，扁桃体会显著增大，此时扁桃体肥大应视为正常生理现象。青春期后，扁桃体的免疫活动趋于减退，体积逐渐缩小。

第 3 节　喉的应用解剖及生理

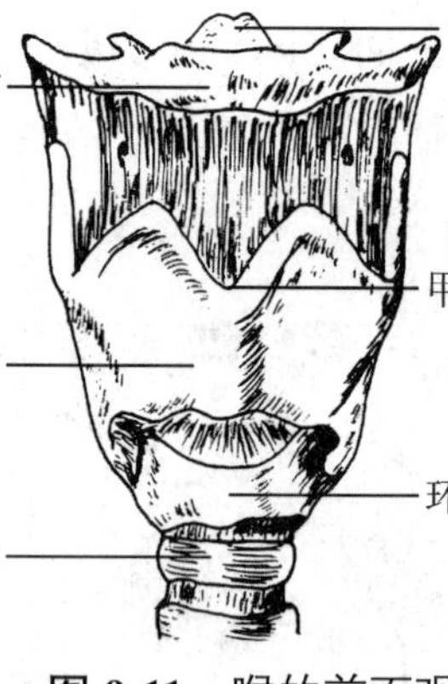

图 9-11　喉的前面观

喉（图 9-11）位于颈前正中，舌骨下方，是呼吸的重要通道。喉上通喉咽，下接气管。喉是以软骨为支架，间以肌肉、韧带、纤维组织及黏膜等构成的锥形管腔状器官。

一、喉的应用解剖

（一）喉软骨

构成喉支架的单块软骨有甲状软骨、环状软骨及会厌软骨；成对的软骨有杓状软骨、小角软骨、楔状软骨，共计 9 块，各软骨之间由纤维韧带组织相连接。

1. 会厌软骨　位于喉入口处的会厌软骨扁平，形如叶片状，表面覆盖黏膜，构成会厌。会厌分舌面和喉面，因舌面组织疏松故感染时易肿胀。

2. 甲状软骨　为喉支架中最大的一块软骨，两侧由左右对称的四方形软骨板在颈前正中线汇合形成一定的角度，男性的甲状软骨切迹向前突出，称为喉结。

3. 环状软骨　是喉与气管环中唯一完整的环形软骨，是喉支架的基础，对支持喉腔通畅，保证呼吸甚为重要。如果外伤或疾病引起环状软骨缺损，常可引起喉及气管狭窄。

（二）喉的肌肉

喉肌分为内、外两组。喉外肌将喉与周围结构相连，可使喉体上升或下降，亦可使喉固定。喉内肌使声门开闭和调节声带张力。

（三）喉腔

喉腔（图 9-12）以声带为界分隔为声门上区、声门区和声门下区。

1. 声门上区　室带以上至会厌游离缘之间的部分，又称喉前庭。

2. 声门区　为室带与声带之间的部分。声带由声韧带与声带肌组成。声带黏膜薄，且与韧带连接紧密，血液供应少，所以在间接喉镜下呈白色。呼吸时两侧声带之间呈一三角形裂隙，称声门裂，简称声门，是呼吸道的狭窄部位。

3. 声门下区　为声带游离缘以下至环状软骨下缘部分。幼儿此区黏膜下组织疏松，且有丰富的淋巴和血管，是炎症时因黏膜下组织水肿而引起呼吸困难的重要原因。

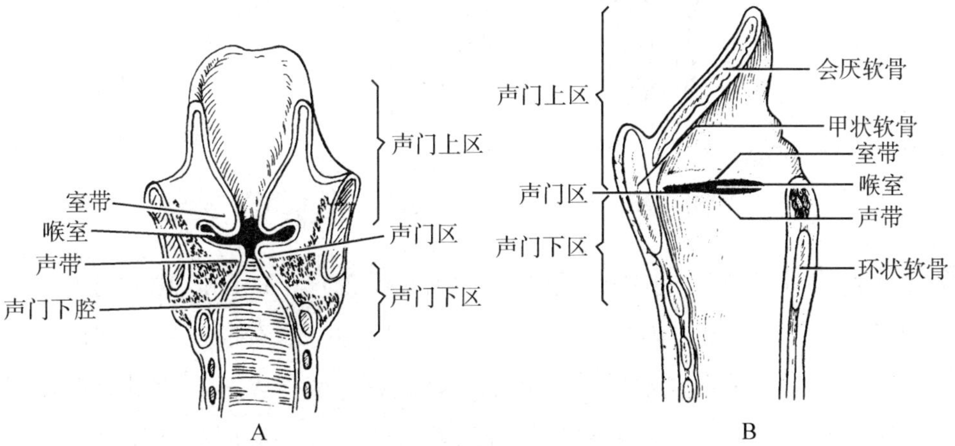

图 9-12　喉腔分区

A. 额状切面后面观；B. 矢状切面内面观

二、喉的生理

1. 呼吸功能　喉不仅是呼吸的通道，对气体交换的调节亦有一定作用。

2. 发声功能　呼出的气流冲击声带，使声带振动，再经咽、口、鼻的共鸣，舌、软腭、齿、颊、唇的运动而发出不同声音和言语。

3. 保护下呼吸道功能　吞咽时会厌向后下倾斜，盖住喉入口，食物进入食管，而不致误入下呼吸道。喉的咳嗽反射能将误入下呼吸道的异物，通过强烈的反射性咳嗽，将异物咳出。

第 4 节　耳的应用解剖及生理

一、耳的应用解剖

耳（图 9-13）分为外耳、中耳和内耳三部分，是位置和听觉感受器，除耳郭外，主要结构隐藏于颞骨内。

（一）外耳

外耳由耳郭和外耳道两部分组成。

1. 耳郭　大部分由软骨构成支架，被覆软骨膜和皮肤，仅耳垂由脂肪与结缔组织构成。由于耳郭皮肤较薄、血管表浅，易发生冻疮。耳郭软骨膜与皮肤黏着紧密，皮下组织少，血液供应差，受伤后易感染。炎症时易出现压迫，疼痛剧烈，引起软骨膜炎，导致耳郭变形。耳郭软骨与外耳道软骨相连，当外耳道疖肿时，牵引耳郭可引起剧痛。

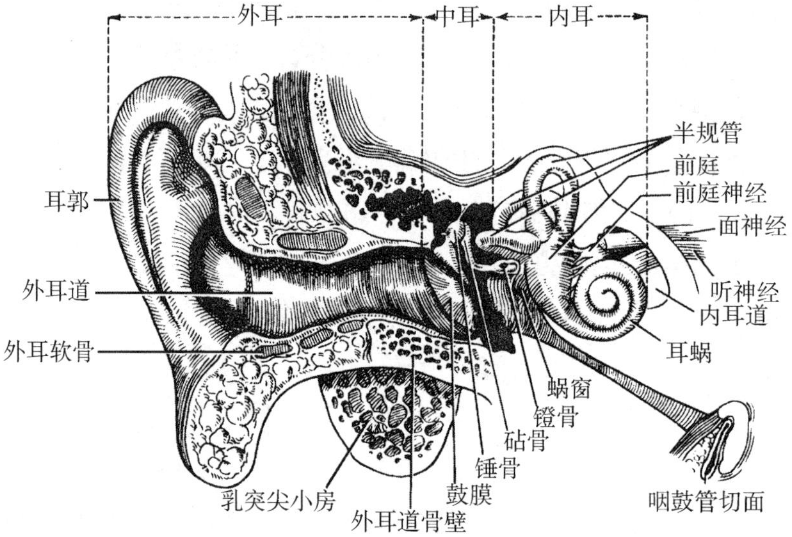

图 9-13　外耳、中耳、内耳关系示意图

2. 外耳道　起自外耳道口，向内止于鼓膜，成人长 2.5 ～ 3.5cm，由软骨部和骨部组成。软骨部约占外侧 1/3，骨部约占内侧 2/3，外耳道略呈“S”形弯曲。软骨部皮肤富有毛囊和皮脂腺，并含有耵聍腺，能分泌耵聍；而骨部皮肤缺乏毛囊等结构，因此耳疖易发生于外耳道外 1/3 处。外耳道皮下组织少，皮肤与软骨附着较紧，故疖肿时疼痛剧烈。骨部的前下方为颞颌关节，外耳道有炎症时，张口及咀嚼时可产生疼痛。

（二）中耳

中耳由鼓室、咽鼓管、鼓窦和乳突组成。

1. 鼓室　为鼓膜和内耳外侧壁之间的空腔，以鼓膜紧张部上下缘为界，将其分为上、中、下 3 部分。鼓室向前借咽鼓管鼓口与鼻咽部相通，向后借鼓窦入口与鼓窦相通，内有听骨、肌肉、韧带和神经。鼓室黏膜和咽鼓管、鼓窦黏膜相连续。近年来的研究表明，中耳黏膜的上皮细胞为真正的呼吸上皮细胞。

鼓室形似一个竖立的小方盒，有 6 个壁。

（1）外壁。主要由鼓膜构成。鼓膜（图 9-14）为一向内凹入、半透明有弹性的椭圆形薄膜。正常鼓膜有脐、锤骨柄、锤骨短突、光锥等解剖标志。婴儿鼓膜的倾斜度较明显，几乎呈水平，清洗外耳道的卷棉子远端不能向上挑起，以免损伤鼓膜。

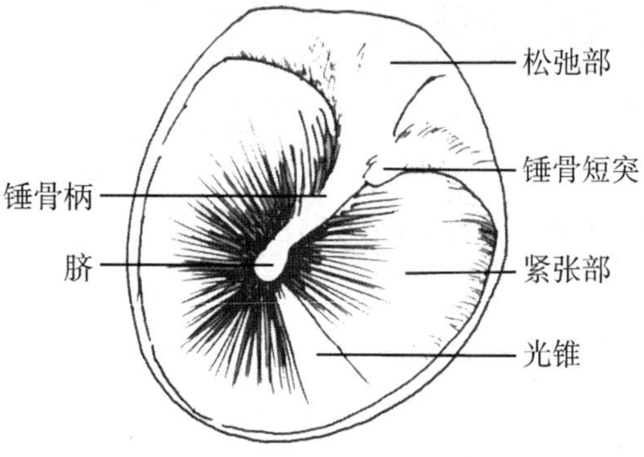

图 9-14　正常鼓膜像（右）

（2）内壁。即内耳外壁，有鼓岬、前庭窗（卵圆窗）、蜗窗（圆窗）、外半规管凸、面神经管凸等重要解剖标志。面神经可因骨壁不全暴露于鼓室黏膜下，是急性中耳炎早期出现面神经麻痹的原因之一。

（3）前壁。上部有咽鼓管的鼓室口，下部借一薄骨板与颈内动脉相隔。

（4）后壁。面神经垂直段在此通过，上部有鼓窦入口。借此与鼓窦及乳突气房相通，为急性化脓性中耳炎向后扩散的通道。

（5）上壁。又称鼓室盖，与颅中窝的大脑颞叶相隔。婴幼儿时期此壁的岩鳞裂未闭合，中耳炎可循此途径感染颅内。

（6）下壁。为一薄骨板，将鼓室与颈静脉球分开。

鼓室内有 3 块听骨，为人体最小的一组骨，由锤骨、砧骨和镫骨借韧带与关节相连构成听骨链。听骨链外侧以锤骨柄与鼓膜相接，镫骨足板借周围韧带连于前庭窗，将鼓膜感受到的声波传入内耳。

2. 咽鼓管　起于鼓室前壁，止于鼻咽侧壁。其外 1/3 为骨部，内 2/3 为软骨部。软骨部在静息状态时闭合，仅在张口、吞咽、打呵欠时开放，空气进入鼓室，调节中耳腔与外界气压的平衡，维持中耳正常的生理功能。咽鼓管黏膜为假复层纤毛柱状上皮，纤毛运动朝向鼻咽部，以排出鼓室内分泌物。软骨部黏膜呈皱襞样，具有活瓣作用，故能防止逆行感染。小儿咽鼓管接近水平位，且较成人短而宽，因此，小儿的鼻咽部感染容易经咽鼓管向中耳蔓延引起化脓性中耳炎。

3. 鼓窦　为鼓室后上方的含气腔，向后通乳突气房，上方以鼓窦盖与颅中窝相隔。

4. 乳突　为许多大小不等、形态不一、相互连通的气房。根据乳突气房发育程度不同分为气化型、板障型、硬化型和混合型。

考点　小儿咽鼓管的生理特点

（三）内耳

内耳又称迷路，位于颞骨岩部，包括骨迷路和膜迷路，二者形态相似，膜迷路位于骨迷路内，两者之间充满外淋巴液，膜迷路内充满内淋巴液，内外淋巴液互不相通。

1. 骨迷路（图 9-15）　由致密的骨质构成，分耳蜗、前庭和骨半规管三部分。

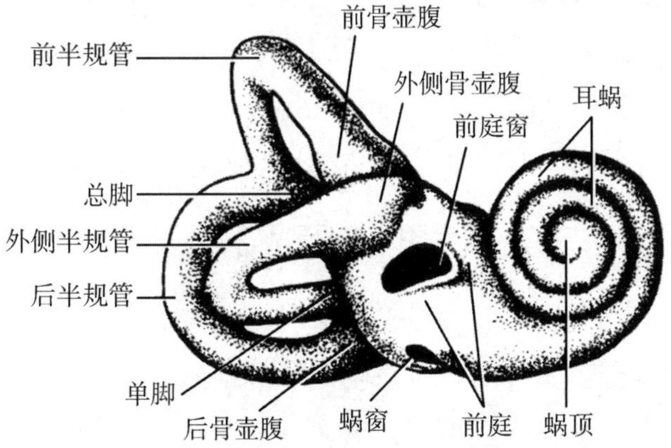

图 9-15　骨迷路（右）

2. 膜迷路　借纤维束固定于骨迷路内，可分为膜蜗管、椭圆囊、球囊和膜半规管，各部相互连通，形成一密闭的管道，内含淋巴液。椭圆囊与球囊位于前庭内，分别有椭圆囊斑和球囊斑，为前庭神经的末梢感受器，感受位觉，亦称位觉斑。膜蜗管内基底膜上有螺旋器，又名 Corti 器，是听觉感受器。

二、耳的生理

（一）听觉功能

声音通过空气传导和骨传导两种途径同时传入内耳。正常情况下，以空气传导为主。

1. 空气传导　简称气导，是声波传导的主要途径。声波由耳郭收集，经过外耳道，引起鼓膜振动，使听骨链产生运动，连接前庭窗的镫骨足板振动前庭阶的外淋巴液，经前庭膜使蜗管内的内淋巴液产生运动，刺激基底膜上的螺旋器，产生神经冲动，此冲动通过耳蜗神经纤维传入大脑皮质听觉中枢，产生听觉。

2. 骨传导　简称骨导。声波直接经颅骨传导到耳蜗，使外、内淋巴液产生相应波动，并激动耳蜗的螺旋器产生听觉神经冲动，传到听觉中枢形成听觉。

（二）平衡功能

前庭系统是人体最重要的平衡系统。在日常生活中，人体主要依靠前庭、视觉和本体感觉这三个系统的外周感受器感受身体运动、位置及外界刺激，向中枢传送神经冲动，通过各种反射性运动维持平衡。前庭系统能感知头位及其变化，其中半规管主要感受角加速度的刺激，球囊斑和椭圆囊斑主要感受直线加速度的刺激，维持身体的平衡。

第 5 节　气管食管的应用解剖及生理

一、气管及支气管的应用解剖及生理

气管位于颈前正中、食管的前方，是一个由软骨、肌肉、黏膜和结缔组织构成的管腔。上端起自环状软骨下缘，下端在相当第 5 胸椎上缘处分成左右两主支气管。气管软骨以 16～20 个缺口朝后的马蹄形软骨环为支架，由气管环韧带将其互相连接。右支气管较短而粗，长约 2.5cm，与气管纵轴的延长线成 20°～30° 角；左支气管细而长，长约 5cm，与气管纵轴成 40°～45° 角，因此气管异物进入右侧的机会较左侧多。气管、支气管是肺泡进行气体交换的主要通道，还有呼吸调节、清洁、防御性咳嗽反射等功能。

二、食管的应用解剖及生理

食管是消化道的起始部，为一肌性管腔，上接喉咽部，下通贲门。食管自上而下有 4 个生理性狭窄。第 1 狭窄是食管入口部，由环咽肌收缩所致，是食管最狭窄处，为食管异物最易嵌顿处。第 2 狭窄相当于第 4 胸椎平面，由主动脉弓压迫食管左侧壁所产生，食管镜检查时局部可见搏动。第 3 狭窄相当于第 5 胸椎平面，为左主支气管压迫食管前壁所致。第 4 狭窄是由于食管穿过横膈裂孔时因受到横膈肌收缩所致。食管的主要生理功能为摄入食物的通道，能将咽下的食团和液体运送到胃，并能阻止其反流。

自 测 题

A_1 型题

1. 位于腭舌弓与腭咽弓之间的淋巴组织团块称
   A. 咽扁桃体　B. 腭扁桃体
   C. 咽鼓管扁桃体　D. 舌扁桃体
   E. 咽侧索
2. 鼻咽癌的好发部位是
   A. 咽隐窝　B. 扁桃体窝
   C. 咽鼓管咽口　D. 咽后壁
   E. 腭舌弓
3. 急性化脓性鼻窦炎在下列哪个窦腔发病率最高
   A. 额窦　B. 前组筛窦
   C. 后组筛窦　D. 蝶窦
   E. 上颌窦
4. 咽的正确描述是
   A. 发声器官　B. 分为三个腔
   C. 具有屏气功能　D. 软骨构成
   E. 下方接气管
5. 下列哪项不是婴幼儿喉部的解剖特点
   A. 声门下区组织疏松
   B. 喉腔相对较大
   C. 淋巴组织丰富
   D. 易发生水肿
   E. 喉软骨较软

（朱淮灵）

第 10 章
耳鼻咽喉科患者的护理概述

案例 10-1

患者，男，19 岁，前天下午游泳时，不小心右耳进水，未处理。今天早晨自感右耳胀痛、外耳道有少许液体流出。

问题： 1. 患者需要做哪些检查？

2. 如何对该患者进行护理评估？

第 1 节　耳鼻咽喉科患者的护理评估

在掌握了一般的评估方法与技巧的基础上，对患者进行整体的、系统的、动态的评估。护士应熟悉耳鼻咽喉科患者的特点，理解耳鼻咽喉科患者的症状与体征。

（一）健康史

了解患者过去的健康状况及生活环境，评估耳鼻咽喉科疾病由何种因素引起。

1. 既往病史　注意耳鼻咽喉科疾病与一些全身疾病的关系，了解发病诱因，以及估计将来可能出现的并发症。某些耳鼻咽喉疾病可成为全身疾病的病灶，如扁桃体炎可并发风湿热、心脏病、肾炎等。各器官之间及其相邻组织病变均可相互影响，如上颌牙齿根尖炎引起上颌窦炎，而鼻炎可成为中耳炎、咽喉炎的诱发因素。

2. 环境与职业　如鼻炎、咽喉炎与长期在有毒粉尘及有毒气体环境下工作有关。长期生活在噪声环境中可引起聋。教师、讲解员发音方法不正确，可引起职业性咽喉炎。

3. 生活习惯　如嗜好烟酒的人容易患鼻炎等。不正确的擤鼻方式可引起鼻窦炎等。

4. 家族史　如变应性鼻炎的发生与家族过敏体质的遗传密切相关。

5. 发病诱因　受凉、过度劳累等可导致机体抵抗力下降，易诱发或加重耳鼻咽喉科疾病。

（二）身心状况

1. 主要症状、体征评估

（1）耳聋。听觉传导通路发生器质性或功能性病变导致不同程度听力损害的总称为耳聋，分为传导性聋、感音神经性聋和混合性聋。

（2）疼痛。为耳部炎性病变的常见症状，如外耳道炎、外耳道疖、急性中耳炎和乳突炎等，可表现为胀痛、跳痛、耳郭牵拉痛或耳后乳突压痛。

（3）鼻塞。系鼻腔气流阻力增大，由于鼻黏膜充血、水肿或增生肥厚，以及鼻腔新生物等原因引起。鼻塞常可伴有头昏头痛、耳鸣耳闷、嗅觉障碍等症状。

（4）鼻出血。可由多种原因引起，出血量可多可少，出血量少者有时会掩盖病情，延误诊治的最佳时间。如鼻咽癌患者早期出现涕中间断性带血丝或血性涕带血。

（5）嗅觉障碍。临床常见的有三种，即嗅敏感度降低、嗅觉缺失、嗅觉异常。按原因分为呼吸性嗅觉减退和失嗅，感觉性嗅觉减退和失嗅两种。常由急性鼻炎、变态反应性鼻炎、鼻窦炎等引起。

（6）咽痛。是咽喉疾病最常见的症状。轻者自觉咽喉部不适、微痛感，重者常因咽痛影响吞咽及发声功能，常由咽部炎症、特异性感染、创伤等因素引起。

（7）咽感觉异常。指咽部有异物感、搔爬、干燥、堵塞或紧迫等异常感觉，常伴有“嗯、嗯”的清嗓动作。可由器质性病变或功能性因素引起。

（8）吞咽困难。主要可分为阻塞性和神经性两种。阻塞性吞咽困难见于咽部或食管狭窄、肿瘤或异物、扁桃体肥大等。神经性吞咽困难由咽肌麻痹引起。

（9）打鼾。睡眠时软腭、腭垂、舌根等处软组织随呼吸气流颤动而产生的节律性声音。各种病变造成上呼吸道狭窄及某些全身性疾病如肥胖、内分泌紊乱等均可引起打鼾。

（10）声音嘶哑（声嘶）。为喉部疾病特有症状之一。表示病变累及声带。轻者声音稍变粗或音调变低，重者可完全失声。最常见的引起声嘶的原因是炎症，如慢性喉炎、声带小结、声带息肉等。

（11）呼吸困难。一般可分为吸气性、呼气性和混合性三种类型。喉源性呼吸困难为吸气性呼吸困难，系由于喉的炎性疾病、喉肿瘤等疾病引起。

2. 心理、社会因素评估　耳鼻咽喉器官功能障碍严重影响患者学习、工作和生活，患者出现焦虑、孤独，引起失眠、头昏、情绪激动等，而心理障碍又可以加重这些表现。

第 2 节　耳鼻咽喉科常用检查及护理配合

（一）耳部检查

1. 耳郭及耳周检查　患者取侧坐位，受检耳朝向检查者。观察耳郭有无畸形、局限性隆起，耳周有无红肿、瘘口等。发现瘘口，应以探针探查其深度及瘘管走向。如耳郭向前外方推移，应注意耳后有无脓肿。进一步检查耳郭有无牵拉痛，耳屏有无压痛，耳周淋巴结是否肿大。

2. 外耳道及鼓膜检查　牵拉耳郭，使外耳道变直。观察外耳道有无耵聍、异物，皮肤是否红肿、有无疖肿，骨性外耳道后上壁有无塌陷，外耳道内有无分泌物及其性状与气味。清除外耳道内的耵聍、异物或分泌物。观察鼓膜的正常解剖标志是否存在，还应注意鼓膜的色泽、活动度，以及有无穿孔及其部位、大小。有鼓膜或中耳病变时，鼓膜可出现不同程度的变化。

（二）鼻部检查

1. 外鼻检查　头稍后仰，以拇指将鼻尖抬起，观察外鼻有无畸形、红肿。触诊有无压痛、皮下气肿、肿块，鼻骨有无骨折及移位等。

2. 鼻腔检查　①鼻前庭检查，观察皮肤有无红肿、充血、糜烂、皲裂，鼻毛有无脱落等。

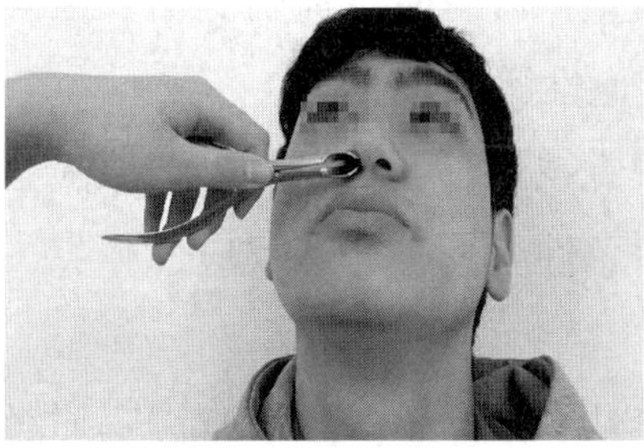

图 10-1 前鼻镜检查

②前鼻镜检查（图 10-1），检查者与患者面对面而坐，左手握持鼻镜，镜叶合拢，将鼻镜徐徐深入鼻前庭部，深度不超过鼻阈，用鼻镜扩大前鼻孔，观察黏膜色泽、鼻甲大小、鼻腔的宽窄、鼻道有无分泌物、鼻腔内有无新生物等。

（三）咽喉部检查

1. 口咽部检查（图 10-2） 检查者与受检者相对而坐，受检者张口，平静呼吸，检查者用压舌板轻压舌前 2/3 处，请受检者发“啊”音，观察口咽黏膜有无充血、溃疡、新生物等，腭舌弓、腭咽弓有无粘连；腭扁桃体大小、色泽，表面有无瘢痕、分泌物等，咽后壁淋巴滤泡及咽侧索有无增生肥大或萎缩。

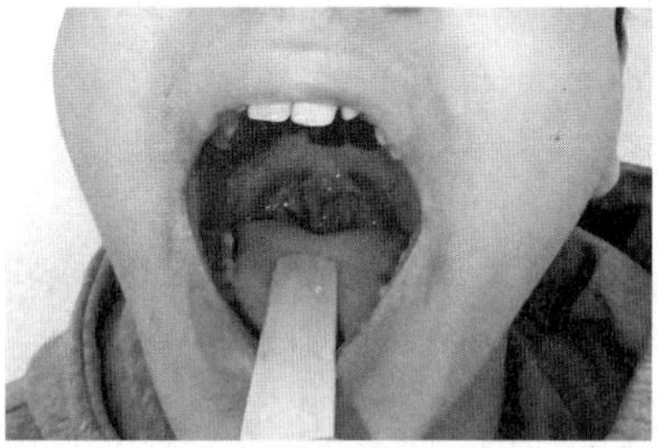

图 10-2 口咽部检查

2. 鼻咽部检查 受检者张口，检查者一手用压舌板轻压其舌部，另一手将经过加温的间接鼻咽镜置于其腭垂后上方，镜面朝向鼻咽部，从镜面观察鼻咽黏膜有无充血、有无溃疡或分泌物，鼻咽顶后壁及咽隐窝是否对称，有无新生物，并观察咽鼓管咽口、后鼻孔有无异常等。

3. 喉咽部检查 间接喉镜检查是最常用、最简便的喉及喉咽部检查法。检查者与受检者相对而坐，受检者张口，舌尽量外伸，放松咽喉部；检查者左手用纱布包裹舌前端，轻轻向外下方牵拉；右手将已加温的间接喉镜放入患者口咽部，镜背面紧贴腭垂根部，请被检者发较长“咿”音，调整镜面角度，观察喉咽及喉部黏膜色泽、有无红肿等；声带有无增厚、结节等。

第 3 节 耳鼻咽喉科手术患者的常规护理

（一）手术前常规护理

1. 做好手术前一般准备工作，如剃须、剪鼻毛或耳毛、备皮，上颌窦穿刺、冲洗，含漱液漱口及术前用药等。

2. 加强心理疏导，减轻患者紧张焦虑情绪，对过度紧张者可适量给予镇静剂。

3. 进入手术室前，嘱患者排空大小便，妥善保管患者的贵重物品，送患者进入手术室。

（二）手术后常规护理

1. 手术后根据不同手术和麻醉方式采取不同的体位，如鼻部手术一般采取半卧位。

2. 全面评估患者，密切观察，如有呕吐、出血、呼吸困难、头剧痛等应及时和医师联系，给予适当处理，并及时执行各项术后医嘱。

3. 注意手术局部护理，如给予滴鼻剂、抗生素软膏、含漱液等，并教会患者或家属正确的使用方法。气管切开者应按气管切开手术后护理，保持气管套管通畅，防止脱管。

4. 鼓励患者说出不适的原因及严重程度，耐心细致地与患者及其家属交谈，使他们树立战胜疾病的信心，能积极配合医护活动，提高自护能力，争取早日康复。

自 测 题

A_1 型题

成为全身感染的“病灶”而引起风湿热、关节炎、心脏病和肾炎的耳鼻咽喉科疾病是

A. 鼻炎　　B. 咽炎

C. 喉炎　　D. 扁桃体炎

E. 气管炎

（朱淮灵　姜宪辉）

第 11 章
耳部疾病患者的护理

第 1 节　外耳道炎及疖患者的护理

案例 11-1

患者，男，27 岁，主诉近 2 日右侧外耳道灼热、疼痛，张口、咀嚼时加重，全身不适、发热。患者经常用发卡、挖耳勺等物挖耳。查体：可见右侧外耳道弥漫性充血、肿胀，外耳道狭窄，耳周淋巴结肿大、压痛。

问题：1. 该患者的主要护理诊断是什么？

2. 如何对该患者进行护理？

（一）概述

外耳道炎（external otitis）分为两类，一类为局限性外耳道炎，表现为外耳道疖；另一类为弥漫性外耳道炎，表现为外耳道皮肤或皮下组织的弥漫性炎症。常因外耳道皮肤损伤继发细菌感染，如挖耳损伤耳道皮肤、化脓性中耳炎的脓液刺激、游泳时外耳道进水等。糖尿病和身体虚弱者易患本病。常见致病菌有金黄色葡萄球菌、溶血性链球菌、铜绿假单胞菌等。

（二）护理评估

1. 健康史　了解外耳道发生感染的原因，是否患有外耳道湿疹或全身性疾病使机体免疫力下降。

2. 身心状况

（1）身体状况

1）外耳道疖，患者早期耳痛剧烈，张口、咀嚼时耳痛加重并可放射至同侧头部。可有耳屏压痛，外耳道软骨部可见皮肤疖肿。脓肿成熟破溃后外耳道有浓稠脓液流出，可混有血液，此时耳痛减轻。疖肿堵塞外耳道时，患者可有耳鸣及耳闷。全身多感不适，体温或可微升。

2）弥漫性外耳道炎，急性者表现为耳痛、灼热，可流出少量分泌物，外耳道皮肤弥漫性红肿，可有少量分泌物。检查亦有耳屏压痛，在外耳道壁上分泌物积聚多，可造成外耳道狭窄。

3）坏死性外耳道炎，是一种特殊的弥漫性外耳道炎，患者多为老年人及糖尿病患者。该病常有剧烈刺痛伴随耳漏，病程较长，可引起外耳道骨髓炎和广泛的进行性坏死。致病菌为铜绿假单胞菌，严重者感染可侵及颞下窝，引起脑膜炎，危及生命。

（2）并发症。患者可并发外耳道狭窄、骨髓炎。

（3）心理、社会状况。患者因耳痛、耳痒等影响睡眠和饮食而紧张、烦躁。

3. 辅助检查　血常规可见白细胞升高。对疑为坏死性外耳道炎者，分泌物作细菌培养及药敏试验有助于明确病因并指导用药治疗。

（三）治疗要点

局部洁耳、滴耳；全身抗炎；切开引流成熟的疖肿；积极治疗全身疾病。

（四）主要护理诊断 / 问题

1. 舒适度减弱　与外耳道炎症刺激有关。

2. 体温过高　与外耳道感染有关。

（五）护理措施

1. 一般护理　患者忌吃刺激性食物，糖尿病者按医嘱合理饮食。早期局部热敷或超短波理疗，促使炎症消退，减轻疼痛。

2. 用药护理　遵医嘱指导患者使用抗生素控制感染。局部尚未化脓者用 1% ～ 3% 酚甘油或 10% 鱼石脂甘油滴耳，或用上述药液纱条敷于患处，每天更换纱条 2 次。

3. 手术护理　已经成熟的疖肿需要及时挑破脓头或切开引流，用 3% 过氧化氢溶液清洁外耳道。护士应协助医生进行手术，并做好术前、术后的护理。

4. 心理护理　向患者介绍外耳道炎的护理方法，缓解患者焦虑情绪。

（六）健康教育

指导患者不要自行挖耳，避免损伤外耳道皮肤。应避免任何水液进入外耳道，保持外耳道干燥、清洁。对反复发作患者应注意可能存在的全身疾病，如糖尿病。

第 2 节　中耳炎患者的护理

一、分泌性中耳炎

（一）概述

分泌性中耳炎（secretory otitis media）是以鼓室积液和传导性耳聋为主要特征的中耳非化脓性炎症。本病病因复杂，目前认为主要与咽鼓管功能障碍、中耳局部感染、变态反应、气压损伤有关。咽鼓管功能障碍时外界空气不能进入中耳，腔内形成相对负压，引起中耳黏膜静脉扩张、淤血，血管壁通透性增强，鼓室内出现漏出液。本病可分为急性和慢性两种，病程迁延 8 周以上者为慢性。此病多发生在冬春季。

（二）护理评估

1. 健康史　询问患者是否有慢性鼻炎、腺样体肥大等。

2. 身心状况

（1）身体状况。耳内闭塞感，按压耳屏后症状可暂时减轻；听力下降伴自听增强，当头位前倾或偏向患侧，听力可改变；低音调间歇性耳鸣；轻微耳痛。部分患者可有发热、乏力等不适。急性期可见鼓膜充血，鼓膜内陷，表现为光锥缩短、变形或消失，锤骨柄短突明显外突。鼓室积液时，可透过鼓膜见到液平面，当头位变动时，其与地面的平行关系不变。透过鼓膜偶可见到气泡。慢性者鼓膜可增厚、变浊。

（2）并发症。患者可并发化脓性中耳炎、鼓室硬化症等。

（3）心理、社会状况。患者因听力下降而焦虑不安。

3. 辅助检查

（1）听力测试。音叉试验和纯音听力计测试结果多为传导性聋。

（2）CT 扫描。可见中耳腔有不同程度的密度增高影。

（三）治疗要点

清除中耳腔积液，改善咽鼓管通气功能，积极消除病因，恢复和改善听力。

（四）主要护理诊断 / 问题

1. 舒适度减弱　与咽鼓管阻塞后中耳气压变化有关。

2. 焦虑　与患者听力下降有关。

（五）护理措施

1. 一般护理　适当休息，避免噪声刺激。忌烟、酒、辛辣刺激性食物，减少对咽鼓管黏膜的刺激。慢性期可采用捏鼻鼓气法、波氏球法等进行咽鼓管吹张，减轻中耳腔负压，改善听力。

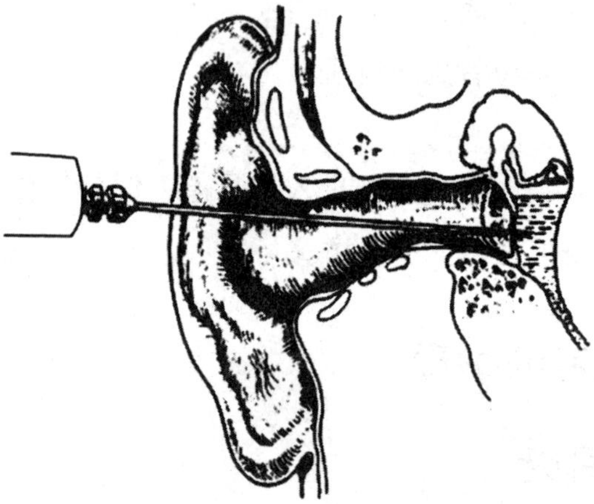

图 11-1　鼓膜穿刺术

2. 用药护理　护士遵医嘱使用 1% 的麻黄碱滴鼻剂或含有激素的抗生素滴鼻液交替滴鼻，改善咽鼓管通气功能。急性期给予抗生素和糖皮质激素，控制感染。

3. 手术护理　对鼓室积液较多的患者，护士做好术前准备，并在术中配合医生根据病情行鼓膜穿刺术（图 11-1）、鼓膜切开术、鼓膜置管术等，以清除鼓室积液，改善听力。术后应注意患者是否有眩晕或继发感染等情况，并及时报告医生处理。

4. 心理护理　耐心解释病情，消除患者焦虑情绪。关爱患病儿童，使其积极配合治疗和护理。

（六）健康教育

加强锻炼，增强身体抵抗力，预防上呼吸道感染。积极治疗鼻部及咽喉部疾病。

二、化脓性中耳炎

（一）概述

化脓性中耳炎（suppurative otitis media）是指中耳黏膜、骨膜、甚至深达骨质的化脓性炎症，分为急性化脓性中耳炎和慢性化脓性中耳炎。急性化脓性中耳炎好发于儿童，冬、春季节多见，常继发于上呼吸道感染之后。慢性化脓性中耳炎常因急性中耳炎未获恰当治疗迁延而来，严重者可引起耳源性颅内、外并发症。

急性化脓性中耳炎常见致病菌为肺炎球菌、流感嗜血杆菌、溶血性链球菌等。常见于上呼吸道感染期间，用力擤鼻，游泳、跳水发生呛水，婴儿卧位吮乳时发生呛乳等，导致致病菌经咽鼓管进入鼓室诱发化脓性中耳炎。其次，鼓膜穿孔时，外耳道致病菌可经外耳道进入鼓室。慢性化脓性中耳炎一般病程超过 8 周，常见致病菌为铜绿假单胞菌、金黄色葡萄球菌、变形杆菌等。

（二）护理评估

1. 健康史　询问患者用药史、家族史及工作和居住环境等；有无上呼吸道感染或上呼吸道传染性疾病；近期有无接触不洁水质；若患者为婴儿，应了解其母哺乳姿势是否正确。

2. 身心状况

（1）身体状况

1）急性化脓性中耳炎。患者常有畏寒、发热，小儿呈高热、食欲减退等全身感染中毒症状。以剧烈耳痛、鼓膜充血或穿孔、耳流脓、耳鸣或听力减退为主要特点。鼓膜穿孔前耳痛较剧烈，耳深部波动性跳痛或刺痛，并呈向同侧头部放射痛，小儿常表现为哭泣不安、抓耳摇头。鼓膜穿孔流脓后耳痛减轻。耳鸣一般为低音调间歇性，听力逐渐下降。鼓膜穿孔前可见鼓膜弥漫性充血，向外膨出，正常解剖标志难以辨识。鼓膜穿孔后，脓性分泌物从中耳腔溢出，早期为血性脓液，后期为黄白色脓性而且量多。小儿乳突及鼓窦区可有轻微红肿压痛。

2）慢性化脓性中耳炎。以反复耳内流脓、鼓膜穿孔、听力减退为特点。脓液呈黏液性或黏脓性。伴有轻度间歇性耳鸣，听力下降较轻。可见鼓膜紧张部穿孔，大小不一，鼓室壁黏膜充血肿胀。

（2）并发症。患者可并发鼓膜穿孔。

（3）心理、社会状况。患者因耳痛、听力下降而产生焦虑、恐惧心理。

3. 辅助检查　纯音听力计测试多为传导性聋，少数可为混合性聋。血常规检查白细胞总数增多。

（三）治疗要点

控制感染，祛除病因，清除病灶，通畅引流，尽可能恢复听觉。

（四）主要护理诊断 / 问题

1. 急性疼痛　与中耳急性炎症有关。

2. 体温过高　与细菌感染有关。

（五）护理措施

1. 一般护理　患者卧床休息，多饮水，给予营养丰富、易消化的饮食，保持大便通畅。高热者实施物理性降温或遵医嘱给予解热镇痛药。

2. 用药护理　对急性化脓性中耳炎患者，护士遵医嘱尽早全身使用足量有效抗生素控制感染，可选青霉素类、头孢菌素类等药物，以静脉滴注为主，禁止使用粉剂。鼓膜穿孔前，可用 1% 酚甘油滴耳，消炎止痛。鼓膜穿孔后，先用 3% 过氧化氢溶液彻底清洗外耳道脓液，再滴用抗生素水溶液滴耳液。感染控制炎症消退后，鼓膜穿孔多可自行愈合。此外用 1% 麻黄碱滴鼻液滴鼻，改善咽鼓管通气功能。慢性化脓性中耳炎患者可使用抗生素溶液或抗生素与糖皮质激素混合液滴耳。

3. 手术护理　慢性中耳炎流脓停止、耳内干燥后，可行鼓膜修补术。护士应遵医嘱做好围手术期护理。

4. 心理护理　护士应及时了解患者病情变化，解释病情，消除患者焦虑恐惧心理。

（六）健康教育

积极参加体育锻炼，预防上呼吸道感染。指导正确的擤鼻方法，向哺乳期妇女宣传正确的哺乳姿势，小儿感冒后出现耳痛、哭闹不安等，应及时到耳鼻喉科就诊。鼓膜穿孔者不宜游泳，不能过早停药，防止迁延为慢性化脓性中耳炎。教会患者正确洁耳、滴耳的方法。

第 3 节　梅尼埃病患者的护理

（一）概述

梅尼埃病（Ménière’s disease）是一种原因不明的以膜迷路积水为特征的内耳病。其主要特点为反复发作的旋转性眩晕，波动性听力下降，耳鸣伴耳内胀满感。多发于青壮年，多为单耳发病。可反复发作且无明显规律。

（二）护理评估

1. 健康史　评估患者是否有反复发作的眩晕、耳鸣、听力障碍等病史。

2. 身心状况

（1）身体状况。①眩晕，多为突发旋转性眩晕，睁眼与转头时感觉周围物体绕自身旋转，闭目静卧时感觉自身在空间旋转，持续时间数分钟至数小时不等，伴恶心、呕吐、出冷汗等症状。②耳聋，单耳波动性听力下降，发作期加重，间歇期减轻。可因多次反复发作而全聋。③耳鸣，多在眩晕发作前出现，发作后减轻。④发作时患耳或头部有胀满感，呈强迫体位、面色苍白、血压低、眼球震颤，但神志清楚、鼓膜、咽鼓管检查正常。

（2）心理、社会状况。患者发作时感到紧张、恐惧，反复发作影响生活和工作而产生焦虑。

3. 辅助检查　纯音听力计测试呈感音神经性聋。前庭功能检查可见节律整齐、强度不同、水平或旋转性眼球震颤。

（三）治疗要点

发作期尽快缓解眩晕，采用镇静、调节自主神经功能等治疗；间歇期采用改善内耳微循环、营养神经等治疗。病史长，眩晕重，听力已丧失，为控制眩晕发作，可选择手术治疗。

（四）主要护理诊断 / 问题

1. 舒适度减弱　与迷路积水有关。

2. 焦虑　与反复眩晕、听力下降影响患者生活和工作有关。

（五）护理措施

1. 一般护理　急性发作期患者卧床休息，保持环境光线柔和、舒适；不要随意搬动患者，以免加重眩晕；下床活动时防止摔倒；低盐低脂高蛋白饮食，适当限水，忌烟酒、浓茶等。

2. 用药护理　遵医嘱给予镇静、调节自主神经功能、扩张血管、抗组胺药等对症治疗。

3. 手术护理　对需要手术治疗的患者，按耳部手术常规护理。

4. 心理护理　关心患者，缓解其焦虑情绪。

（六）健康教育

告诉患者间歇期要适当锻炼身体，增强体质，劳逸结合，以减少复发。禁止从事驾驶、高空作业等职业，防止意外发生。发作时应就地安静休息，防止摔伤。

自 测 题

A_1 型题

1. 外耳道炎的常见诱因不包括
   A. 感冒　B. 不洁挖耳
   C. 污水入耳　D. 营养不良
   E. 糖尿病
2. 分泌性中耳炎患者的健康指导不包括
   A. 进行卫生宣教
   B. 发病期间禁止游泳
   C. 加强身体锻炼，防止感冒
   D. 对 10 岁以下儿童定期进行声导抗筛选试验
   E. 积极防治鼻、鼻咽部疾病
3. 急性化脓性中耳炎常见于致病菌经下列哪个途径进入鼓室引起
   A. 咽鼓管　B. 鼓膜
   C. 血液　D. 尿路
   E. 口腔
4. 梅尼埃病的临床表现不包括
   A. 旋转性眩晕　B. 听力下降
   C. 耳内分泌物增多　D. 耳鸣
   E. 耳内闷胀感

（刘艳芳　姜宪辉）

第 12 章
鼻部疾病患者的护理

第 1 节　外鼻及鼻腔炎症患者的护理

一、鼻　疖

案例 12-1

小王，26 岁，主诉：平日喜欢挖鼻，近日自觉鼻部疼痛不缓解，遂来院就诊。查体：鼻前庭可见一个局限性隆起，周围充血、发硬，伴触痛。既往史：1 型糖尿病。

问题： 1. 小王的护理诊断是什么？

2. 如何指导小王进行自我护理？

（一）概述

鼻疖（furuncle of nose）是鼻前庭毛囊、皮脂腺或汗腺的局限性化脓性炎症。有时也可发生于鼻尖或鼻翼。主要致病菌为金黄色葡萄球菌。常因挖鼻、拔鼻毛损伤鼻前庭皮肤，糖尿病和抵抗力低下，急慢性鼻炎、鼻窦炎等感染性分泌物刺激引起。

（二）护理评估

1. 健康史　了解患者有无挖鼻、拔鼻毛等不良生活习惯，对于鼻疖反复发作者需进行糖尿病筛查。

2. 身心状况

（1）身体状况。局部表现为红、肿、热、痛。可能会出现低热。初期局部出现丘状局限性隆起，周围充血、发硬，伴明显触痛（图 12-1）。疖肿成熟时（1 周左右）可见顶部有黄白色脓点，破溃后流出脓液，形成结痂。

（2）并发症。因鼻疖位于面部危险三角区，若处理不当，炎症扩散可引起上唇及面颊部蜂窝组织炎；感染扩散至颅内可造成海绵窦血栓性静脉炎。

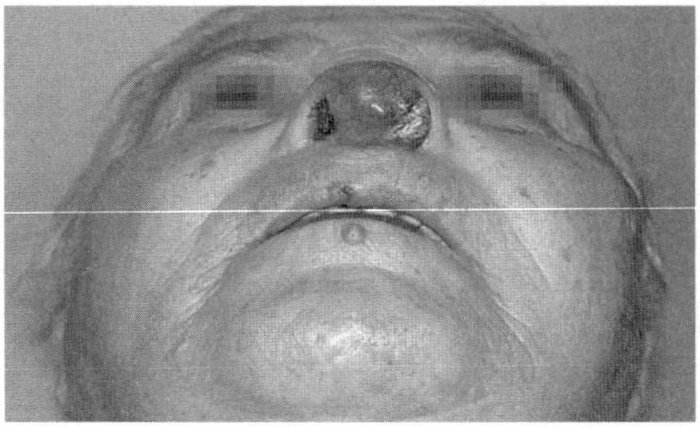

图 12-1　典型的鼻疖

（3）心理、社会状况。本病年轻人好发，因疼痛、发热等可出现焦虑、紧张等。

3. 辅助检查　对出现并发症的患者可行血常规检查、细菌培养及药敏试验。

考点　鼻疖的并发症

（三）治疗要点

早期热敷，局部涂抗生素软膏治疗；疖肿成

熟后切开。

（四）主要护理诊断 / 问题

1. 急性疼痛　与局部炎症有关。

2. 有感染的危险　与危险三角区面静脉无静脉瓣，细菌易沿面静脉扩散有关。

（五）护理措施

1. 一般护理　保持局部清洁干燥，避免用不洁手触碰、挤压患处。合并有海绵窦血栓形成时，应请眼科和神经科医生协助处理，并严密观察生命体征，以防病情进一步发展。

2. 用药护理　遵医嘱局部和全身应用足量抗生素以控制炎症、减轻疼痛。

3. 鼻部护理　疖未成熟时遵医嘱局部可应用 10% 鱼石脂软膏涂抹或热敷理疗，以促进疖肿成熟穿破。热敷理疗可使血管扩张、改善局部血液循环。疖成熟时遵医嘱用 15% 硝酸银腐蚀脓头促其溃破，亦可切开排脓；已溃破疖肿需局部消毒、促进引流。

4. 心理护理　理解同情患者，耐心倾听其主诉，向其讲解疾病的预后及预防措施。

考点 鼻疖的护理措施

（六）健康教育

指导患者注意个人卫生，戒除挖鼻等不良习惯，避免烟、酒、辛辣食物刺激等。

二、慢性鼻炎

案例 12-2

患者，男，33 岁。主诉：3 年前出现鼻塞、流涕，天气寒冷时加重。近一年呈持续性鼻塞，脓涕不易擤出，并伴有头痛、嗅觉减退、耳闷塞感。查体：鼻黏膜肿胀，双下鼻甲表面不平呈结节状，1% 麻黄碱滴鼻后，下鼻甲未见明显缩小。鼻腔内有脓性分泌物。

问题： 1. 该患者的护理诊断是什么？

2. 对该患者应采取哪些护理措施？

（一）概述

慢性鼻炎（chronic rhinitis）是指病程持续 4 周以上或炎症反复发作的鼻腔黏膜和黏膜下层的慢性炎症。常有明确的致病微生物感染。分为慢性单纯性鼻炎和慢性肥厚性鼻炎。病因尚未明确，与众多因素有关，如急性鼻炎反复发作或治疗不彻底、鼻腔结构异常及鼻窦慢性疾病、鼻部附近存在感染性病灶、鼻腔用药不规范；处于不良的环境中，使鼻黏膜长期或反复受到粉尘、温度、有害化学气体刺激等；其他因素如烟酒嗜好、免疫功能障碍；其他疾病引发如甲状腺功能减退也可引起鼻黏膜水肿。

（二）护理评估

1. 健康史　了解患者的工作生活环境、职业及生活方式，全面评估既往史及现病史。

2. 身心状况

（1）身体状况。主要表现为长时间或反复出现鼻塞、多涕，伴有或不伴有头痛及嗅觉减退改变等。检查时可见鼻黏膜充血肿胀、增生肥厚、双侧下鼻甲肥大（表 12-1）。

表 12-1 慢性单纯性鼻炎与慢性肥厚性鼻炎的主要区别

症状与体征	慢性单纯性鼻炎	慢性肥厚性鼻炎
鼻塞	间歇性、交替性	持续性
鼻涕	黏液性，量较多	黏脓性，量多
头晕、头痛	伴有或不伴有	经常伴有
嗅觉改变	无明显改变	嗅觉减退
前鼻镜检查下鼻甲	黏膜肿胀、表面光滑、有弹性	黏膜肥厚、表面结节状、硬实无弹性
对麻黄碱反应	明显	不明显

考点 慢性鼻炎特征性表现

（2）并发症。可出现鼻窦炎、中耳炎等。

（3）心理、社会状况。因症状反复出现影响学习生活，患者出现焦虑情绪。

3. 辅助检查　鼻内镜检查可观察下鼻甲周边结构有无病理改变。

（三）治疗要点

根除病因、消除黏膜肿胀、减少或消除鼻腔分泌物，恢复鼻腔通气功能。

（四）主要护理诊断 / 问题

1. 清理呼吸道无效　与鼻黏膜充血、肿胀、肥厚及分泌物增多有关。

2. 睡眠型态紊乱　与鼻塞、流涕、呼吸不畅有关。

（五）护理措施

1. 一般护理　及时轻柔地清理鼻腔分泌物，以利于气道通畅，保持室内温湿度适宜。

2. 用药护理　护士遵医嘱对慢性单纯性鼻炎患者使用 0.5% ～ 1.0% 麻黄碱或 0.05% 羟甲唑啉，每日 1 ～ 2 次滴鼻。需注意不可长期使用，一般不超过 7 天，否则可引起药物性鼻炎。盐酸萘甲唑啉（滴鼻净）可加重鼻塞，引起药物性鼻炎，故不宜滴用。

3. 手术护理　慢性肥厚性鼻炎可选择手术、激光、微波等方法去除部分增厚鼻甲，护士遵医嘱按鼻部手术常规做好围手术期护理。

4. 心理护理　转移患者注意力，减轻其焦虑情绪，使其增加信心。

考点 慢性鼻炎的护理措施

（六）健康教育

指导患者正确清理鼻腔分泌物，压紧一侧鼻翼，轻轻擤出对侧鼻腔分泌物；或将鼻涕回吸经口咽部吐出。切忌紧捏双侧鼻翼用力擤鼻，以免引起鼻窦炎或中耳炎。

三、变应性鼻炎

案例 12-3

患者，男，43 岁。主诉：1 年前出现喷嚏频发，现无明显诱因出现阵发性喷嚏、鼻痒、流清水样涕、双侧鼻塞 1 周。查体：鼻黏膜苍白水肿，大量清水样涕。

问题： 1. 该患者的护理诊断是什么？

2. 对该患者应采取哪些护理措施？

（一）概述

变应性鼻炎（allergic rhinitis）又称过敏性鼻炎，是过敏体质的个体接触致敏原后由 IgE 抗体参与的以肥大细胞释放介质（主要是组胺等）为开端的有多种免疫活性细胞和细胞因子等共同作用的鼻黏膜慢性炎症反应。有季节性和常年性两种临床类型。季节性变应性鼻炎主要由树木、野草、农作物在花粉传播季节播散到空气中的植物花粉引起；常年性变应性鼻炎主要由尘螨、真菌、动物皮屑、羽绒等引起。

（二）护理评估

1. 健康史　询问患者有无接触某种变应原即发生如支气管哮喘、荨麻疹等变态反应性疾病的病史或具有这类疾病的家族史，了解发病情况及治疗经过。

2. 身心状况

（1）身体状况。以鼻痒、阵发性或连续性喷嚏、大量水样鼻涕、鼻塞为特征表现。每天少则 3 个，多则十几个喷嚏，甚至更多。部分患者可有嗅觉减退。检查时可见下鼻腔内有水样分泌物，反复发作者可出现中鼻道息肉（图 12-2）。

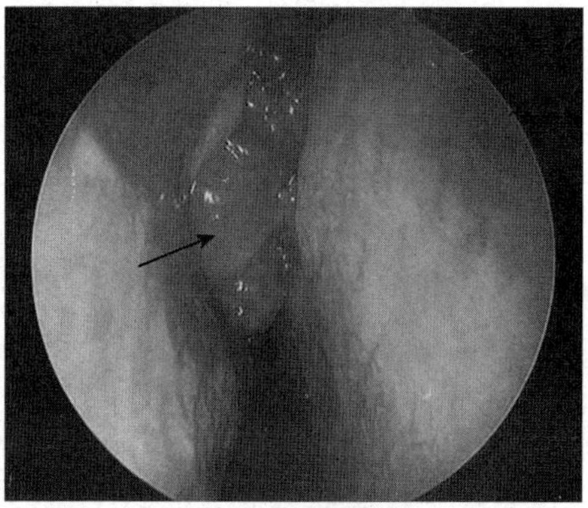

图 12-2　鼻息肉

（2）并发症。可出现支气管哮喘、变应性鼻窦炎、分泌性中耳炎等。

（3）心理、社会状况。因不适症状影响患者工作、生活，使其产生焦虑、睡眠障碍等。

3. 辅助检查　①变应原皮肤点刺试验和鼻黏膜激发试验可为阳性；②血液或鼻腔分泌物特异性 IgE 检测呈阳性；③鼻镜检查可见鼻黏膜苍白水肿，或呈淡蓝色，以双下鼻甲最为显著；④鼻分泌物涂片检查见嗜酸性细胞增多。

考点　变应性鼻炎的特征性表现

（三）治疗要点

避免接触变应原，使用抗组胺药和糖皮质激素减轻鼻部症状，抗过敏治疗。

（四）主要护理诊断 / 问题

1. 舒适度减弱　与鼻塞、流涕、频繁喷嚏有关。

2. 清理呼吸道无效　与鼻黏膜充血水肿、分泌物增多有关。

（五）护理措施

1. 一般护理　明确变应原后尽量避免与变应原接触。及时轻柔地清理鼻腔分泌物，并注意保护鼻部皮肤，避免反复擦拭引起损伤。遵医嘱指导患者正确进行鼻腔盐水冲洗。

2. 用药护理

（1）遵医嘱口服抗组胺药，治疗鼻痒、喷嚏和鼻分泌物增多；鼻腔局部应用减充血剂，改善鼻腔通气、引流；肥大细胞膜稳定剂适用于轻症患者；鼻腔局部应用糖皮质激素，让药液与鼻腔黏膜充分接触。同时应密切观察药物的不良反应。

（2）对于花粉、尘螨过敏的患者，可协助医生选用皮肤试验阳性的相应变应原溶液，开始由低浓度皮下少量注射，逐渐加大浓度和剂量，以阻断变应原与 IgE 的结合，降低肥大细胞和嗜碱性细胞的敏感性。

3. 病情观察 嘱患者密切观察鼻腔通气状况的变化，如有鼻息肉发生时可到医院复诊，必要时采取手术治疗，切除鼻息肉。

4. 心理护理 评估患者焦虑原因，有针对性给予解释及帮助，缓解其焦虑心理。

（六）健康教育

指导患者加强锻炼，提高自身免疫力。避免接触变应原，外出戴口罩保护。

考点 变应性鼻炎的护理措施

第 2 节 鼻窦炎患者的护理

一、急性鼻窦炎

案例 12-4

患者，女，10 岁。主诉：感冒后出现鼻塞、脓涕增多，伴有嗅觉减退、头痛，以早晨起床后最为明显，下午减轻。伴有发热、全身不适等。查体：鼻黏膜充血肿胀，中鼻道最为明显，并伴有脓性分泌物。X 线检查：双侧上颌窦窦腔黏膜增厚，窦内可见液平面。

问题： 1. 该患者的护理诊断是什么？

2. 对该患者应采取哪些护理措施？

（一）概述

急性鼻窦炎（acute sinusitis）是鼻窦黏膜的急性炎症。以上颌窦炎多见。患者常有持续性鼻塞，流大量黏脓涕，嗅觉障碍，定位、定时性头痛。急性鼻窦炎通常因多种致病菌混合感染引起，病情严重程度与致病菌种类和毒力相关。常见致病菌多为化脓性球菌，如肺炎球菌、溶血性链球菌和流感嗜血杆菌；牙源性鼻窦炎常为厌氧菌感染。患者如出现过度疲劳、营养不良、变应性体质、贫血、感染性疾病如流感、麻疹或居住环境不良等均可导致机体抵抗力减弱而发病。局部因素包括急性或慢性鼻炎等鼻腔疾病、直接感染（如游泳潜水方式不当、鼻窦外伤后引起骨折、异物存留或血块感染等）、鼻腔内填塞物留置过久、邻近器官炎症（如面部蜂窝织炎、颌骨骨髓炎、龋齿等）。

（二）护理评估

1. 健康史 询问有无鼻部疾病，明确诱发头痛的因素及发作规律等，了解治疗经过。

2. 身心状况

（1）身体状况。全身表现为畏寒、发热、食欲减退、周身不适、精神萎靡等。鼻部表现为单侧或双侧间歇性或持续性鼻塞；流脓性或黏性涕，多难以擤尽，牙源性感染者脓涕可有恶臭；可因鼻塞或分泌物阻塞嗅裂处出现暂时性嗅觉减退或消失；常伴头痛或局部疼痛，各个鼻窦引起的头痛有不同的特点（表 12-2）。前鼻镜检查见鼻黏膜充血、肿胀，尤以中鼻甲和中鼻道黏膜明显。中鼻道积脓则提示前组鼻窦炎，嗅裂积脓提示后组鼻窦炎。

表 12-2　各鼻窦炎疼痛特点

鼻窦炎类型	疼痛部位	疼痛时间特点
急性上颌窦炎	前额部、同侧面颊部胀痛，上颌磨牙痛	疼痛上午轻，下午重
急性额窦炎	前额部疼痛，眼眶内上角压痛明显	晨起疼痛，逐渐加重，中午达到高峰后渐趋减轻，晚上消失。次日以同样规律发作
急性筛窦炎	内眦（可有压痛）或鼻根部疼痛	时间规律前组同额窦炎，后组同蝶窦炎
急性蝶窦炎	眼球后疼痛	早晨轻，午后重

（2）并发症。可出现咽炎、扁桃体炎、喉炎、气管炎和中耳炎。

（3）心理、社会状况。患者因不适症状严重影响正常生活，产生焦虑心理。

考点 鼻窦炎的疼痛特点

3. 辅助检查

（1）鼻内镜检查鼻道和窦口及其附近黏膜的病理改变，包括窦口形态、黏膜红肿程度、息肉样变及脓性分泌物来源等。

（2）鼻窦 CT 扫描可清楚显示鼻窦黏膜增厚、脓液及炎症范围等。

（三）治疗要点

消除病因，改善鼻腔通气引流，控制感染，预防并发症发生。

（四）主要护理诊断 / 问题

1. 舒适度减弱　与鼻塞、流涕、发热及疼痛有关。

2. 清理呼吸道无效　与鼻黏膜充血肿胀、鼻腔内脓涕过多有关。

（五）护理措施

1. 一般护理　局部热敷或红外线照射等物理治疗，可促进炎症吸收，缓解疼痛。全身炎症消退和局部炎症基本控制后方可行上颌窦穿刺冲洗术，清除窦腔内分泌物。

2. 用药护理　遵医嘱指导患者正确滴药及体位引流方法，鼻内滴用减充血剂和糖皮质激素，改善鼻腔鼻窦的通气与引流。指导患者鼻腔冲洗清除分泌物，可选择生理盐水或生理盐水 + 甲硝唑 + 地塞米松，每日 1 ～ 2 次。

3. 病情观察　观察邻近器官有无病变，如有扁桃体炎、中耳炎要及时治疗。

4. 心理护理　耐心听取患者对头痛等不适症状主诉，以减轻其焦虑。

（六）健康教育

加强身体锻炼、增强体质以避免受凉感冒。改善工作环境，避免烟尘、粉尘及各种高浓度的化学物质刺激。牙源性上颌窦炎者应治疗牙病。教会患者正确的擤鼻及滴鼻方法。

二、慢性鼻窦炎

案例 12-5

患者，男，33 岁，主诉：3 年前出现鼻塞、流涕，天气寒冷时加重。近一年来呈持续性鼻塞，脓涕不易擤出，“痰多”，并伴有头痛、嗅觉减退、耳闷塞感。查体：鼻黏膜肿胀，鼻腔内有脓性分泌物，X 线片显示双上颌窦密度增高，窦腔内有液平面。

问题：1. 该患者的护理诊断是什么？

2. 对该患者应采取哪些护理措施？

（一）概述

慢性鼻窦炎（chronic rhinosinusitis）是鼻窦的慢性化脓性炎症。常继发于急性鼻窦炎，炎症多窦发病更为常见，也可单窦出现。目前认为引起慢性鼻窦炎的主要发病因素有细菌感染、变态反应、鼻腔或鼻窦的解剖变异。急性鼻窦炎反复发作或急性鼻窦炎、鼻炎治疗不当、危险因素长期反复刺激等均可导致本病。

（二）护理评估

1. 健康史　判断患者是否体弱多病，有无明确诱发头痛的因素及规律、性质特征，了解治疗经过等。

2. 身心状况

（1）身体状况。全身症状轻重不一，多为精神不振、头昏、食欲缺乏、失眠、记忆力减退等。局部症状，①脓涕，表现为黏脓性或脓性，前组鼻窦炎患者一般鼻涕易从前鼻孔排出，后组鼻窦炎患者分泌物多从后鼻孔流入咽部，牙源性上颌窦炎脓涕恶臭；②鼻塞，表现为持续性，可致嗅觉下降或丧失；③头痛，一般为钝痛和闷痛。检查可见鼻窦黏膜慢性充血、肿胀和肥厚，中鼻甲或筛泡肥大及息肉样变，可伴发鼻息肉。前组鼻窦炎患者中鼻道可见脓性分泌物，后组鼻窦炎可在嗅沟、后鼻孔或鼻部有脓性分泌物。

（2）并发症。眼部并发症如眶骨壁骨炎、眶内蜂窝织炎、眶内脓肿、球后视神经炎。颅内并发症如硬脑膜外脓肿、硬脑膜下脓肿、化脓性脑膜炎、海绵窦血栓性静脉炎。

（3）心理、社会状况。长期反复发病者可产生焦虑、悲观情绪。

3. 辅助检查　①鼻内镜检查，可观察窦口鼻道复合体区域及前鼻镜不能窥视的各种病理改变。②口腔和咽部检查，牙源性上颌窦炎者可见牙齿病变，咽后壁有时可见到脓液或干痂附着。③鼻窦 CT 检查，窦口鼻道复合体和（或）鼻窦黏膜炎性病变。④上颌窦穿刺冲洗，可做脓液细菌培养和药敏试验，以便判断病情及制订方案。

（三）治疗要点

改善鼻窦通气引流，根治病因，预防并发症发生，必要时手术治疗。

（四）主要护理诊断/问题

1. 清理呼吸道无效　与鼻塞及脓涕过多有关。

2. 慢性疼痛　与慢性鼻窦炎引起的头痛有关。

（五）护理措施

1. 一般护理　指导患者适当休息、多饮水，禁食辛辣油腻刺激性食物，戒除烟酒。

2. 用药护理　护士遵医嘱指导患者合理使用抗生素抗感染，局部滴用减充血剂以通畅引流。局部用皮质类固醇如丙酸倍氯米松鼻气雾剂（伯克纳）以通气引流；上颌窦穿刺冲洗和鼻窦置换疗法可同时注入抗生素、α 糜蛋白酶、减充血剂、糖皮质激素，使药物直接作用于窦腔黏膜。

3. 手术护理　手术可解除鼻道阻塞、改善鼻窦通气和引流。例如，高位鼻中隔偏曲者可行鼻中隔矫正术；对肥大或息肉样变的中鼻甲，可行中鼻甲部分切除术、鼻息肉切除术。护士遵医嘱协助医生做好慢性鼻窦炎的围手术期护理。

（1）术前护理。①术前按麻醉要求禁食水 4 ～ 6 小时以上，予剪鼻毛进行术区备皮，男性患者术晨刮除胡须。②向患者讲解手术注意事项并及时了解其顾虑，给予安慰指导。

（2）术后护理

1）体位，局部麻醉者术后给予半卧位。全身静脉麻醉者术后 6 小时内平卧位，头偏向一侧。

2）观察鼻腔出血及渗血情况，术后 24 小时内可酌情给予患者冰袋冷敷鼻部或额部，嘱患者将口咽部的分泌物轻轻吐出，以便观察出血量；避免吞咽血性分泌物，以防引起恶心不适；宜用温凉水洗脸。

3）术后不可用力擤鼻涕或打喷嚏，以免鼻腔压力过高，鼻腔内纱条松动或脱出而引起出血。可用手指按人中或做深呼吸或将舌尖顶住上腭以制止打喷嚏。

4）鼻腔填塞纱条护理，一般术后 48 小时开始抽取，抽取后按医嘱使用滴鼻剂和鼻腔冲洗，有利于鼻腔引流，防止粘连。

5）保持口腔清洁，鼻腔术后患者经口呼吸，鼓励其多饮水，加强口腔护理。

6）术后并发症观察，严密观察生命体征、有无体温升高、剧烈头痛、恶心、呕吐等表现，注意鼻腔内有无清水样分泌物流出，眼周有无青紫出血征象，有无视力下降和眼球运动障碍，防止眶内感染、脑脊液鼻漏和球后视神经炎等并发症发生。

4. 心理护理　评估患者心理状态，耐心倾听其主诉，使其信任医护人员，配合治疗。

（六）健康教育

鼻塞时不可用力擤鼻，以免并发中耳炎。注意保暖、增强体质，预防感冒。

考点　慢性鼻窦炎的护理措施

第 3 节　鼻出血患者的护理

案例 12-6

患者，男，38 岁，主诉：晨起时感眩晕，继而出现一侧鼻腔出血，自行将干棉球塞入鼻腔后，仍出血不止。查体：神志清楚，血压 180/100mmHg，鼻腔内有血性分泌物，未见明显活动性出血灶。

问题： 1. 该患者的护理诊断是什么？

2. 对该患者应采取哪些护理措施？

（一）概述

鼻出血（epistaxis，nose bleed）是鼻疾病或全身性疾病引起的鼻腔血管破裂出血，是耳鼻咽喉科最为常见的急症之一，也是某些全身性疾病和邻近器官疾病表现在鼻腔的症状之一。

鼻出血的病因分为局部因素和全身因素两大类。

1. 局部因素

（1）外伤，为鼻出血最常见原因。鼻骨、鼻中隔或鼻窦骨折及鼻窦压力骤变、挖鼻、用力擤鼻、剧烈喷嚏、鼻或鼻窦手术及经鼻插管等损伤血管或黏膜等均可引起鼻出血。严重颌面外伤致颅底骨折，若伤及海绵窦甚或颈内动脉，可引起大量或致死性鼻出血。

（2）解剖异常，鼻中隔偏曲等。

（3）炎性疾病，鼻腔和鼻窦各种特异性或非特异性炎症均可损伤鼻黏膜而致出血。

（4）异物，常见于儿童，多为单侧脓性血涕。

（5）肿瘤，鼻、鼻窦、鼻咽部恶性肿瘤早期可少量反复出血，晚期因肿瘤组织侵犯大血管而易大出血，良性肿瘤如鼻咽纤维血管瘤则出血量较多。

（6）动脉瘤，硬膜外或颈内动脉海绵窦处的动脉瘤破裂，可以造成致命性的鼻出血，这类患者常有颅脑外伤或手术史，表现为突发单眼失明、脑神经症状和大量鼻出血。

2. 全身因素

（1）急性发热性传染病，如流感、出血热、麻疹、疟疾、传染性肝炎等均可引起鼻出血。

（2）心血管疾病，如高血压、动脉硬化和肺源性心脏病等。

（3）血液病。凝血机制异常的疾病，如血友病。血小板量或质异常的疾病，如血小板减少性紫癜、再生障碍性贫血等。常为双侧鼻腔持续渗血，并伴身体其他部位的出血。

（4）营养障碍或维生素缺乏，如维生素 C、维生素 K、维生素 P 或钙缺乏等。

（5）其他，如肝、肾等慢性疾病和风湿热，砷、苯等中毒，女性内分泌失调，遗传等。

考点 鼻出血的常见病因

（二）护理评估

1. 健康史　评估患者发病前健康状况，了解有无相关因素及发病后诊治过程等。

2. 身心状况

（1）身体状况。鼻出血多为单侧，出血量不等，轻者仅涕中带血。出血呈持续性或阵发性，其他伴随症状如鼻塞、头痛、发热等。儿童和青少年出血部位多位于鼻中隔前下方易出血区，中老年则多发生于鼻腔后部的鼻腔上部鼻咽静脉丛和鼻中隔后部。

（2）并发症。感染、严重者出现失血性休克，反复出血者并发贫血。

（3）心理、社会状况。患者常因大出血或反复出血担心预后而出现紧张、恐惧、焦虑。

3. 辅助检查

（1）实验室检查。做全血细胞分析、凝血功能相关检测等，了解其全身情况。

（2）鼻内镜检查。查找出血点，明确出血部位并可进行治疗。

（3）必要时可做 CT、MRI、血管造影检查，排除鼻腔和鼻窦、颅内肿瘤或血管病变。

（三）治疗要点

明确出血原因、迅速局部止血或全身对症处理，减少出血量。

（四）主要护理诊断 / 问题

1. 舒适度减弱　与鼻腔填塞致张口呼吸、口干、疼痛有关。

2. 恐惧　与反复出血、出血量较多及担心疾病的预后有关。

（五）护理措施

1. 急救护理　护士应遵医嘱协助医生做好鼻出血的急救。

（1）局部紧急止血处理。先采用简便止血措施如指压双侧鼻翼 10 ～ 15 分钟，冷敷前额及后颈，用浸过 1.0% 麻黄碱生理盐水的棉片置于鼻腔暂时止血。待出血稳定后再详细检查鼻腔，辨明出血部位并给予止血处理。

（2）烧灼法。对于出血点明确、反复少量出血者，可行激光、微波等烧灼止血措施。

（3）鼻腔填塞法。适用于出血剧烈、渗血面较大或出血部位不明者。填塞方法包括可吸收材料填塞、前鼻孔填塞纱条、后鼻孔填塞、气囊或水囊填塞。

（4）血管结扎法、血管栓塞法。严重出血的患者可选用此类方法。

（5）全身治疗。患者出现头昏、口渴、乏力、面色苍白等，提示短时间内失血量达 500ml，血压进一步下降至 80mmHg 时，提升血容量已损失约 1/4，应立即补充血容量。针对出血原因，酌情全身应用止血药物和抗生素，补充体液并预防感染。

2. 一般护理　加强口腔护理，减轻疼痛。进食温凉清淡饮食，逐渐过渡到普食。

3. 病情观察　对于出血较剧、渗血面较大或出血部位不明者，应取坐位或半坐位，休克者则取平卧位。观察并记录出血量、颜色，监测生命体征变化，配合医生进行抢救，迅速建立静脉通道、交叉配血、吸氧等急救措施。对行鼻内镜下止血的患者，应特别注意观察术后有无再次出血。必要时遵医嘱给予镇静剂。

4. 心理护理　安慰患者，减轻患者焦虑。保持环境安静，以消除其紧张、恐惧心理。

考点　鼻出血的急救护理

（六）健康教育

查找病因，纠正挖鼻等不良习惯。忌辛辣刺激性食物，戒烟酒。保持大便通畅。教会患者指压、冷敷等简便止血方法。出院后避免用力擤鼻、重体力劳动或剧烈运动。

医者仁心

大医精诚，始于至善，心系百姓

龚树生，北京市临床医学研究所副所长、首都医科大学附属北京友谊医院耳鼻咽喉头颈外科主任。为了让求诊患者多一些就诊时间，他长时间不喝水不去厕所，诊室里的灯常明到晚上七八点。他业余时间通过各种渠道了解祖国边远地区就医困难，呼吁和带领专业人士走进弱势群体，下基层进行扶植、义诊和科普宣传；先后十余次奔赴边远地区医院进行义诊，同时将各种先进仪器、手术器械打包背到义诊医院，免去患者奔波之苦。依托于龚树生团队的努力和倡导及爱心人士的帮助，友谊爱耳慈善基金已资助 12 岁以下听障患儿百余人，资助金额 120 万元；北京友谊医院陆续启动了中国听力医学发展基金会友谊老年耳蜗项目、MED-EL- 友谊爱耳慈善项目等，为患者减免医疗费用 200 余万元。龚树生医生荣登“中国好人榜”。

自测题

A_1/A_2 型题

1. 不符合慢性单纯性鼻炎的临床特征是
   A. 鼻塞呈交替或间歇性出现
   B. 鼻腔分泌物黏液性
   C. 下鼻甲肥厚呈结节状
   D. 对减充血剂敏感
   E. 嗅觉正常或稍减退
2. 小儿急性鼻炎易导致鼻窦炎，主要是因为
   A. 鼻腔黏膜与鼻窦黏膜相连续，且鼻窦口相对较大
   B. 鼻腔黏膜与鼻窦黏膜相连续，且鼻窦口相对较小
   C. 鼻腔黏膜柔嫩、血管丰富，易于感染
   D. 小儿鼻腔无鼻毛
   E. 以上均是
3. 患者，男，38 岁，主诉：近日鼻子附近疼痛，可触及鼻腔内肿物，逐渐增大，于是来院就诊。查体：鼻前庭可见一局限性隆起，周围充血、发硬，伴触痛。给予措施得当的是
   A. 挤压肿物，使其消失
   B. 初期局部热敷
   C. 排除高血压等心脑血管疾病
   D. 剔除鼻毛，避免感染
   E. 以上均是
4. 变应性鼻炎鼻腔分泌物特点是
   A. 黏液性分泌物
   B. 大量水样分泌物
   C. 脓性分泌物
   D. 浆液性分泌物
   E. 血性分泌物
5. 鼻出血健康教育不包括
   A. 指导患者指压、冷敷等简便止血方法
   B. 避免剧烈打喷嚏
   C. 保持鼻腔湿润
   D. 治疗原发病
   E. 避免接触花粉

（张　笑　姜宪辉）

第 13 章

咽部疾病患者的护理

第 1 节　慢性咽炎患者的护理

案例 13-1

患者，女，47 岁，主诉：咽喉微痛，异物感一个多月，进食正常，口干苦，饮水不多。查体：体温 37℃，脉搏 98 次 / 分，呼吸 18 次 / 分，血压 130/85mmHg。咽黏膜稍红不肿，咽后壁淋巴滤泡少许增生。

问题： 1. 该患者的护理诊断是什么？

2. 制订出相应的护理计划。

（一）概述

慢性咽炎为咽部黏膜、黏膜下组织及淋巴组织的慢性炎症。多因急性咽炎演变而来，鼻部慢性炎症、烟酒等有害物质的长期刺激、消化系统等全身慢性疾病亦是常见的病因。

慢性咽炎根据病理改变，可分为三型。

1. 慢性单纯性咽炎　咽黏膜暗红，血管扩张，周围有淋巴细胞浸润，分泌亢进。

2. 慢性肥厚性咽炎　咽黏膜暗红增厚，咽后壁淋巴滤泡明显增生，甚至融合成片状。

3. 萎缩性咽炎与干燥性咽炎　临床少见，病因不明。表现为黏膜干燥，萎缩变薄，颜色苍白，多附有黏稠分泌物或黄褐色痂皮，有臭味。

考点　慢性咽炎的分型

（二）护理评估

1. 健康史　了解患者的居住环境、工作条件、生活习惯、既往病史。有无理化因素的反复或长期刺激；有无烟酒等特殊嗜好；有无鼻部及下呼吸道的慢性炎症病史等。

2. 身心状况

（1）身体状况。患者常表现为咽部不适、微痛、异物感、干咳，烟酒刺激及劳累后上述症状加重，喝水或进食后有舒适感。咽部黏膜暗红、淋巴滤泡增生肥大、咽反射敏感等。

（2）并发症。扁桃体炎比较常见，还可以导致支气管炎、肺炎和中耳炎等。

（3）心理、社会状况。慢性咽炎患者会因咽不适、咽异物感等久治不愈而产生焦虑。

3. 辅助检查　可进行口咽黏膜及喉镜检查等。

（三）治疗要点

积极消除病因，对症治疗，适当使用含片和中成药或者手术治疗。

（四）主要护理诊断 / 问题

1. 舒适度减弱　与咽部炎症有关。

2. 知识缺乏：缺乏慢性咽炎的防治知识。

（五）护理措施

1. 一般护理　嘱患者多休息，多饮水，戒除辛辣刺激性食物，戒掉嗜烟、酗酒等不良嗜好，保持周围环境空气清新，加强锻炼，增强体质，提高身体免疫力。

2. 对症护理

（1）慢性单纯性咽炎，遵医嘱用复方硼砂溶液、呋喃西林溶液、复方氯己定含漱液等含漱，也可含服碘喉片、薄荷喉片及中成药含片，可帮助缓解症状。

（2）慢性肥厚性咽炎，除上述治疗外，可用激光、低温等离子等治疗，若淋巴滤泡增生广泛，治疗可分次进行，亦可用药物（硝酸银）、冷冻或电凝固法治疗，但治疗范围不宜过广。

（3）萎缩性咽炎与干燥性咽炎，遵医嘱使用2%碘甘油涂抹咽部，可改善局部血液循环，促进腺体分泌。服用维生素A、维生素B_2、维生素C、维生素E，可促进黏膜上皮生长，减轻干燥不适症状。

3. 病情观察　注意观察症状和体征有无加重，并及时与医生联系。

4. 心理护理　耐心向患者解释本病的发生、发展和转归，使其解除焦虑的情绪。

考点 慢性咽炎对症护理

（六）健康教育

积极治疗鼻咽部及全身的慢性炎症性病变，避免用嗓过度，预防慢性炎症急性发作。

第2节　急性扁桃体炎患者的护理

案例13-2

患者，男，27岁，主诉：发热，咽痛、吞咽时加重2天。查体：体温39℃，脉搏120次/分，呼吸30次/分，血压110/80mmHg。痛苦面容，咽部黏膜明显充血，双侧扁桃体Ⅱ度肿大，表面凹凸不平，隐窝口有黄白色脓点，易拭去。心率120次/分，律齐，无杂音。血常规示白细胞总数在15×10^9/L，中性粒细胞0.84，有核左移现象。

问题：1. 该患者的护理诊断是什么？

2. 制订出相应的护理计划。

（一）概述

急性扁桃体炎是腭扁桃体的急性非特异性炎症，常伴有不同程度的咽黏膜和淋巴组织炎症，是咽部极为常见的疾病之一。本病发病率高，尤其好发于儿童及青年，春秋季节气温变化时最容易发病。乙型溶血性链球菌为本病的主要致病菌。临床上可分为急性卡他性扁桃体炎和急性化脓性扁桃体炎。

（二）护理评估

1. 健康史　了解患者有无邻近器官组织急性炎症，近期有无感冒等病史。

2. 身心状况

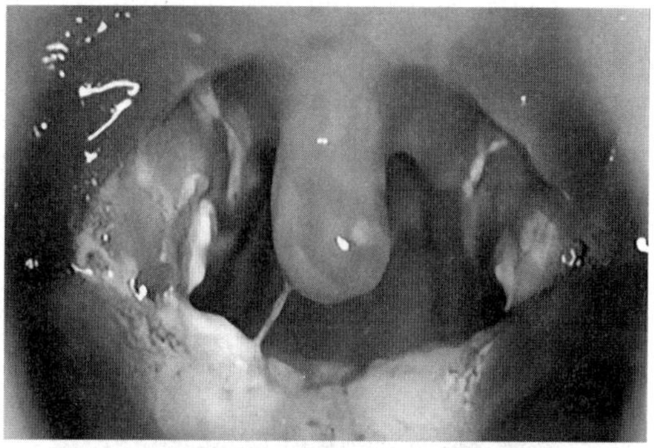

图 13-1　急性扁桃体炎

（1）身体状况。急性卡他性扁桃体炎表现为咽微痛、低热、头痛、全身乏力。急性化脓性扁桃体炎表现为咽痛剧烈、高热、恶寒、关节酸痛及全身不适。患者呈急性病容，不愿意讲话。检查可见咽黏膜弥漫性充血，以扁桃体及两腭弓最为严重。扁桃体肿大，其表面可见黄白色脓点，或在隐窝口处有黄白色或灰白色点状豆渣样渗出物（图 13-1），下颌角淋巴结常肿大。

（2）并发症。局部并发症有急性中耳炎、鼻炎等；全身并发症有急性风湿热等。

（3）心理、社会状况。患者因咽痛剧烈、吞咽困难等出现焦虑不安的情绪。

3. 辅助检查　可进行血常规和咽拭子涂片检查，血沉、抗链球菌溶血素“O”检查等。

（三）治疗要点

抗感染，对症支持治疗，预防并发症。反复急性发作者待炎症消退后可施行扁桃体切除术，发生扁桃体周围脓肿时，待其治愈 2 ～ 3 周后手术治疗，以防复发。

（四）主要护理诊断 / 问题

1. 舒适度减弱　与急性扁桃体炎及扁桃体过度肿大有关。

2. 体温过高　与急性化脓性扁桃体炎有关。

（五）护理措施

1. 一般护理　高热患者应卧床休息，给予富营养、易消化的流质或半流质饮食，要求患者尽量多饮水，促使毒素排泄。

2. 用药护理　遵医嘱首选青霉素。用药前应询问有无药物过敏史，并做过敏试验，用药后应严密观察有无不良反应及疗效，待炎症完全消退后还需用药 3 ～ 5 天方可停药。若治疗 2 ～ 3 天后病情无好转，应分析其原因，改用其他类抗生素，或酌情使用糖皮质激素。

3. 手术护理　同本章第 3 节扁桃体切除术护理。

4. 病情观察　注意观察急性炎症患者的症状和体征有无加重，并及时与医生联系。

5. 心理护理　急性炎症和手术患者会有焦虑情绪，应尽快解除患者的焦虑或恐惧心理。

（六）健康教育

本病急性期具有传染性，对患者要适当隔离，尽量不出入或少出入公共场所。

第 3 节　慢性扁桃体炎患者的护理

（一）概述

慢性扁桃体炎是咽部常见疾病，青少年多见。多因急性扁桃体炎反复发作或因扁桃体隐窝引流不畅、隐窝内细菌、病毒滋生感染而演变为慢性炎症。链球菌和葡萄球菌是其主要致病菌。本病的发生机制尚不清楚，近年来自身变态反应被认为与本病发生有关，也可继发于某些传染病如猩红热、白喉、流感、麻疹、鼻腔及鼻窦感染。

（二）护理评估

1. 健康史　了解患者有无急性扁桃体炎反复发作史，有无发生风湿热、肾炎等。

2. 身心状况

（1）身体状况。常表现为扁桃体炎反复发作，可有咽不适、异物感及微痛，口臭、乏力、消化不良等表现。检查见腭舌弓暗红色，扁桃体表面不平有瘢痕，隐窝口扩大或有黄白色脓栓，下颌角淋巴结肿大。扁桃体肿大分为三度：Ⅰ度，扁桃体局限于扁桃体窝内，不超过腭咽弓；Ⅱ度，扁桃体超越出腭咽弓；Ⅲ度，扁桃体超越出腭咽弓接近中线、两侧扁桃体几乎相触。如扁桃体过度肥大（图 13-2），可能出现呼吸、吞咽或语言共鸣障碍。

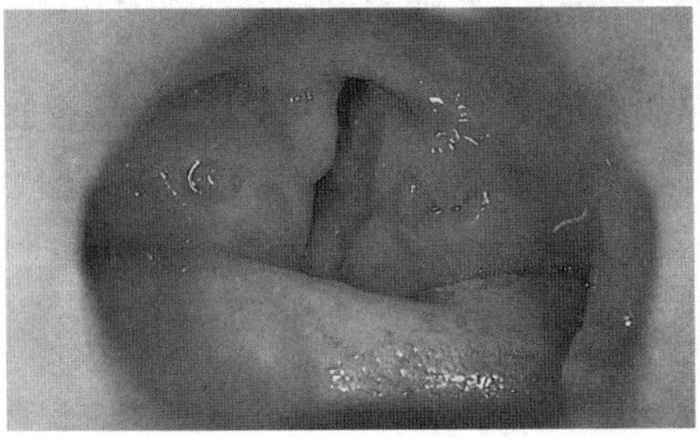

图 13-2　慢性扁桃体炎扁桃体肥大

（2）并发症。可出现慢性咽炎、慢性喉炎、扁桃体周围脓肿、风湿性心脏病、肾炎等。

（3）心理、社会状况。患者易产生焦虑心理，对可能进行的手术产生恐惧心理。

3. 辅助检查　检查血沉、抗链球菌溶血素“O”、心电图等。

考点　扁桃体肿大的分度

（三）治疗要点

急性期抗炎，预防并发症。反复发作者应行扁桃体切除术治疗。

（四）主要护理诊断 / 问题

1. 舒适度减弱　与慢性扁桃体炎的反复急性发作有关。

2. 焦虑　与疾病久治不愈引起并发症、手术或术后咽痛有关。

（五）护理措施

1. 一般护理　嘱患者多休息，忌食辛辣刺激性食物。早晚用淡盐水含漱，保持口腔卫生。

2. 用药护理　指导患者用复方硼砂液或生理盐水漱口，清除口腔及咽部分泌物。

3. 对症护理　遵医嘱给予抗感染治疗控制炎症，术后可用止痛药等。

4. 手术护理　慢性扁桃体炎反复发作者可行扁桃体切除术。

（1）术前护理

1）协助做好个人卫生，入院后早晚刷牙、餐后用漱口液漱口。

2）完善术前检查及术前准备。

（2）术后护理

1）一般护理，全麻未清醒者应取平卧位，头部偏向一侧。颈部可用冰袋冷敷。全麻清醒后进食无渣、冷或冰的流质食物，逐步过渡到半流质、软食，两周后可进普食。

2）治疗护理，向患者解释术后次日创面会形成一层具有保护作用的白膜，勿用力擦拭，以免出血和感染，并遵医嘱应用抗生素。做好口腔护理，可用 1 ∶ 5000 的呋喃西林漱口液漱口。

3）护理观察，观察伤口有无活动性出血，有无发热、尿常规变化等。

4）护理指导，鼓励进食凉、无刺激的无渣流质饮食，避免剧烈咳嗽，少说话，少做吞咽动作。

5. 心理护理　耐心向患者介绍病情，尽快解除患者的焦虑或恐惧心理。

考点 扁桃体切除术的护理措施

（六）健康教育

锻炼身体，增强机体抵抗力。坚持预防为主，积极宣传慢性扁桃体炎的防治知识。

第 4 节　阻塞性睡眠呼吸暂停低通气综合征患者的护理

案例 13-3

患者，男，46 岁，主诉：睡眠时打鼾伴有睡眠呼吸暂停两年余。查体：咽部略充血，少许淋巴滤泡增生，扁桃体肥大，无异常分泌物，腭垂肥大，软腭低垂，双侧腭咽弓宽阔，咽侧索肥厚，咽峡上下径及左右径变窄，咽峡前后径缩小，咽反射敏感。睡眠呼吸监测提示重度阻塞性睡眠呼吸暂停低通气综合征。

问题：1. 该患者的护理诊断是什么？

2. 制订出相应的护理计划。

（一）概述

阻塞性睡眠呼吸暂停低通气综合征（obstructive sleep apnea hypopnea syndrome，OSAHS）是指睡眠时上气道塌陷阻塞引起的呼吸暂停和低通气，通常伴睡眠结构紊乱、打鼾，并可导致高血压、糖尿病等多器官多系统损害。此综合征是最常见的睡眠呼吸紊乱疾病。OSAHS 可发生在任何年龄阶段，以中年肥胖男性发病率最高。

考点 OSAHS 的定义

（二）护理评估

1. 健康史　了解患者的饮食、生活习惯、运动情况，有无鼻和咽部疾病。

2. 身心状况

（1）身体状况。多表现为白天嗜睡，工作效率低下，注意力不集中。睡眠憋气频繁发作，每次持续数十秒，憋醒时患者奋力呼吸，胸腹部隆起，肢体不自主活动。成人患者多数比较肥胖，颈部短粗，部分患者外鼻窄小，同时伴有上唇翘起。儿童患者一般发育较同龄人差，可有颅面发育异常。咽腔尤其是口咽腔狭窄，部分患者可见腺样体肥大及鼻息肉等。

（2）并发症。长期持续发作的患者可并发高血压、心律失常、心肺功能衰竭等。

（3）心理、社会状况。因患者夜间鼾声响度过大，影响同室他人睡眠，为此患者心感不安，严重者可有性格改变，如性情暴躁、多疑、忌妒、沮丧等，因此影响人际关系。

3. 辅助检查　影像学和内镜检查明确上呼吸道阻塞部位、性质、原因。多导睡眠图监测，包括脑电图、眼电图、下颌肌电图、口鼻气流测定、血氧饱和度等多项复合检查。

（三）治疗要点

积极寻找并消除病因，保守治疗无效且影响工作和生活者可考虑手术治疗。

（四）主要护理诊断 / 问题

1. 舒适度减弱　与上呼吸道阻塞性病变有关。

2. 社会交往障碍　与鼾声干扰他人休息及性格改变有关。

（五）护理措施

1. 一般护理　建议患者减肥，制订减肥计划和减肥食谱。忌饮酒，因为乙醇可使肌肉松弛和肌张力降低，从而使睡眠呼吸暂停加重。

2. 用药护理　目前尚无疗效确切的药物。临床上曾应用黄体酮、肺达宁、抗抑郁药物丙烯哌三嗪等。严格遵医嘱用药，切忌随意应用中枢神经抑制药，以免加重病情。

3. 对症护理　口腔矫治器治疗适用于单纯鼾症及轻中度的 OSAHS 患者，特别是有下颌后缩者。即于睡眠时佩戴特定的口内装置，将下颌向前牵拉，以扩大舌根后气道。

4. 手术护理　常施行腭垂腭咽成形术。护理同本章第 3 节扁桃体切除术护理。

5. 病情观察　定期监测血压，密切观察呼吸暂停情况。

6. 心理护理　对患者进行有关 OSAHS 的科普教育，消除其对手术的紧张和恐惧心理。

（六）健康教育

合理调整饮食，加强户外运动，避免过度肥胖。不宜从事驾驶、高空作业等危险工作。

自 测 题

A_1/A_2 型题

1. 患者，女，45 岁，主诉：咽痛不适 2 天，咽干痒、干咳 3 年。查体：体温 38.2℃，口咽部黏膜充血、水肿，被诊断为慢性咽炎。其主要的护理措施是
   A. 大剂量抗生素　B. 止痛剂
   C. 加强锻炼　D. 戒除辛辣食物刺激
   E. 做好心理护理

2. 通常所说的扁桃体指
   A. 咽扁桃体　B. 舌扁桃体
   C. 咽鼓管扁桃体　D. 腭扁桃体
   E. 以上都不是

（商晓敏　姜宪辉）

第 14 章
喉部疾病患者的护理

第 1 节　急性会厌炎患者的护理

案例 14-1

患者，男，22 岁。主诉：咽喉部阻塞感，语声轻微，咽痛 3 日。查体：体温 37.8℃，精神可，咽部充血，心率 98 次 / 分，律齐，面色无青紫。给予地塞米松吸氧等治疗。5 分钟后，患者呼吸困难、发绀，考虑喉头水肿，气管插管见会厌水肿，拟行紧急气管切开治疗。

问题：1. 该患者的护理诊断是什么？

2. 请制订相应的护理计划。

（一）概述

急性会厌炎是一种以声门上区会厌为主的急性炎症，又称急性声门上喉炎。常因邻近器官的细菌性感染、外伤、变态反应等引起。具有起病急、进展快、容易发生喉阻塞等特点。成人、儿童全年均可发病，但多见于冬、春季节。

（二）护理评估

1. 健康史　了解患者近期有无急性鼻炎和咽炎的发作史、有无过度疲劳、有无邻近器官的细菌性感染、有无外伤或变态反应等。

2. 身心状况

（1）身体状况。表现为起病急，有畏寒、发热（体温 38 ～ 39℃）、乏力、咽喉剧痛、吞咽加重、语音含糊不清、吸气性呼吸困难等，严重者可发生窒息，但很少有声音嘶哑。检查见口咽部无明显充血，间接喉镜下见会厌舌面充血肿胀，重者形成脓肿，会厌呈球形，炎症常侵及杓会厌襞。因会厌不能上抬，间接喉镜下难以窥视声门及声门下区。

（2）并发症。可出现窒息、急性喉炎等。

（3）心理、社会状况。患者因喉痛、吞咽困难等急性发作而烦躁不安。

3. 辅助检查　血常规检查可见白细胞总数及中性粒细胞比例增高。对不合作的幼儿需做直接喉镜检查，检查动作要轻，避免挤压脓肿使脓肿破裂引起误吸。

考点　急性会厌炎的临床特点

（三）治疗要点

给予足量抗生素和糖皮质激素，形成脓肿者应切开引流。重视对症和支持疗法。

（四）主要护理诊断 / 问题

1. 舒适度减弱　与会厌部充血、肿胀有关。

2. 体温过高　与急性炎症重度感染有关。

（五）护理措施

1. 一般护理　进食困难者应给予清淡、高营养、易消化的半流质饮食，忌食辛辣刺激性食物，保持大便通畅。

2. 用药护理　遵医嘱全身应用足量抗生素和糖皮质激素，如青霉素类、头孢菌素类、地塞米松等。对于因变态反应引起的成人会厌炎患者，应积极进行抗过敏治疗；皮下注射肾上腺素，同时肌内注射或静脉点滴氢化可的松。

3. 对症护理　为减轻喉痛，可行雾化吸入，必要时可酌情使用镇痛剂。患者体温过高时应用物理降温或药物降温。形成会厌脓肿时，应在喉镜下切开排脓，并注意及时用吸引器吸出脓液，防止窒息。进食困难者予以静脉补液等支持疗法。

4. 手术护理　气管切开术是抢救患者生命的急救手术，详见本章第 3 节。

5. 病情观察　治疗后密切观察，如治疗后 1 小时患者自觉堵塞症状无明显减轻，应向患者及家属告知病情，预防性行气管切开手术，此时不能以梗阻性呼吸困难的程度决定是否行气管切开。

6. 心理护理　耐心向患者解释病情，使其解除焦虑的情绪。

考点 急性会厌炎的用药护理及对症护理

（六）健康教育

1. 积极开展对急性会厌炎相关知识的宣传教育。

2. 加强锻炼，提高机体抵抗力，防止上呼吸道感染。

3. 向患者宣传本病的危害性，一旦复发及时到医院就诊。

第 2 节　急性喉炎患者的护理

案例 14-2

患儿，男，3 岁，主诉：发病 2 天，1 天前咽痛，声音嘶哑，接着出现高热，痰多，犬吠样咳嗽、吸气性喘鸣音及吸气性呼吸困难，时而出现呛咳。查体：体温 39.1℃，咽部充血，直接喉镜示声门下黏膜肿胀向中间隆起，喉腔呈一细小裂隙。

问题： 1. 该患者的护理诊断是什么？

2. 请制订相应的护理计划。

（一）概述

急性喉炎为喉黏膜的急性卡他性炎症，是常见的呼吸道急性感染性疾病，多发于冬、春季节。成人、小儿均可发生。

急性喉炎常发生在急性鼻炎之后，通常先有病毒入侵，继发细菌感染。常见的致病病毒包括流感病毒、副流感病毒、鼻病毒等，常见的致病细菌包括溶血性链球菌、肺炎链球菌、流感嗜血杆菌等。开始为鼻腔、鼻咽、口咽部炎症，逐渐向下扩展为喉黏膜的急性卡他性炎症。用声过度、吸入粉尘、有害气体刺激或烟酒过度等为诱发因素。

小儿急性喉炎常见于 6 个月至 3 岁的儿童，因婴幼儿免疫功能较低下，喉软骨柔软，喉腔狭小，喉黏膜较为松弛，喉黏膜淋巴管丰富，发生感染后极易因组织肿胀而导致喉阻塞。同时小儿喉部神经敏感性强，受刺激后易引起喉痉挛。又因其咳嗽功能差，喉及气管内分泌物不易排出，更易加剧呼吸困难。因此，小儿患急性喉炎时病情重，若不及时治疗，易致喉阻塞而危及生命。

（二）护理评估

1. 健康史　询问家属，患儿有无感冒、上呼吸道感染病史；成人受凉和疲劳导致机体抵抗力下降，说话过多、大声喊叫、剧烈久咳等可引起本病。

2. 身心状况

（1）身体状况。急性喉部炎症患者以声音嘶哑为主要症状，并伴有咳嗽、咳痰等。常伴有畏寒、乏力和高热等全身症状。小儿较成人严重，起病时多有发热、声嘶、犬吠样咳嗽等上呼吸道感染表现，常在夜间突发声音嘶哑加重，出现吸气性呼吸困难、喉喘鸣、软组织凹陷、发绀等喉阻塞表现。急性喉炎时黏膜病变通常首先出现在声带，逐渐发展导致室带及声门下黏膜充血肿胀，以声带及杓会厌襞最为显著。严重时可见声带黏膜下出血。小儿急性喉炎检查可见喉部黏膜充血、肿胀、声带变为粉红色或红色，有时可见黏脓性分泌物附着。

（2）并发症有窒息、气管切开术后的感染、出血、皮下气肿等。

（3）心理、社会状况。婴幼儿患喉炎、喉阻塞时因临床表现严重，家属常有恐惧感。

3. 辅助检查　纤维（电子）鼻咽喉镜检查可明确诊断。

（三）治疗要点

1. 急性喉炎　以噤声为主，并适当使用抗生素和糖皮质激素。喉阻塞未缓解者，考虑气管切开术。

2. 小儿急性喉炎　可危及生命，一旦确诊应立即采取有效措施解除患儿呼吸困难。

（四）主要护理诊断 / 问题

1. 舒适度减弱　与急性喉炎引起的喉部疼痛有关。

2. 体温过高　与急性炎症有关。

（五）护理措施

1. 一般护理　发热者应卧床休息，进富营养、易消化的食物；小儿患者注意补充液体，维持水电解质平衡。如准备行气管切开者应禁食，避免婴幼儿哭闹。

2. 用药护理　护士应遵医嘱给予病情较重、有细菌感染者全身抗生素和糖皮质激素治疗。对于小儿患者，护士可遵医嘱根据病情，采用口服泼尼松 [1 ～ 2mg/（kg · d）]、肌内注射或静脉滴注糖皮质激素如地塞米松等药物治疗。抗生素可首选青霉素和头孢菌素类。

3. 对症护理　咳嗽症状严重的患者应用止咳药物。痰液较多者应用黏液促排剂或化痰药物等。咽喉疼痛者可适当局部喷雾治疗。遵医嘱雾化吸入、吸氧、解痉及化痰治疗。声门下有干痂或者痰液黏稠的患儿应增加雾化吸入的次数，利于痰液排出。

4. 手术护理　气管切开术是抢救患者生命的急救手术，详见本章第 3 节喉阻塞中患者的护理。

5. 病情观察　注意观察急性喉炎患者有无呼吸困难，经治疗后是否减轻。

6. 心理护理　应关心体贴患者，给予生活上的照顾、精神上的安慰。

考点 急性喉炎的护理措施

（六）健康教育

1. 锻炼身体，增强体质，积极预防呼吸道急性感染和喉外伤。

2. 小儿因感冒等原因出现声嘶、咳嗽等症状时，应及时到医院就诊，以防发生严重呼吸困难。

第 3 节　喉阻塞患者的护理

案例 14-3

患者，男，26 岁，主诉：声嘶 1 年，呼吸困难 2 个月，加重 2 天，3 小时前突然感到呼吸困难加重。查体：体温 36.5℃，脉搏 128 次 / 分，呼吸 31 次 / 分，血压 155/105mmHg。患者烦躁不安，出现三凹征。

问题：1. 该患者的护理诊断是什么？

2. 请制订相应的护理计划。

（一）概述

喉阻塞亦称喉梗阻，是因喉部或其邻近组织的病变，使喉部通道变窄或发生阻塞，而引起严重的呼吸困难。由于幼儿喉腔较小，黏膜下组织疏松，喉部神经易受刺激而引起痉挛，故发生喉阻塞的机会较成人多。本病常因喉部急性炎症、咽喉部脓肿、外伤、异物、肿瘤等引起，也可见于先天性喉畸形、两侧声带外展瘫痪及各种原因引起的喉水肿和喉痉挛。

考点 喉阻塞的定义

（二）护理评估

1. 健康史　注意了解患者近期有无上呼吸道感染史，有无喉外伤史或有害粉尘等物质接触史，对于小儿患者，尤其要重视有无异物接触史，并注意患者咳嗽、呼吸困难的特征。

2. 身心状况

（1）身体状况。患者表现为吸气性呼吸困难、吸气性喉喘鸣及吸气性软组织凹陷，如胸骨上窝，锁骨上、下窝，胸骨剑突下或上腹部、肋间隙于吸气时向内凹陷（图 14-1），称为四凹征。还可发生发绀、声音嘶哑，重者可因缺氧和二氧化碳潴留，出现心、脑、肺、肾等重要脏器功能衰竭的表现。临床上为便于观察病情和拟定治疗方案，根据呼吸困难程度将喉阻塞分为以下四度。

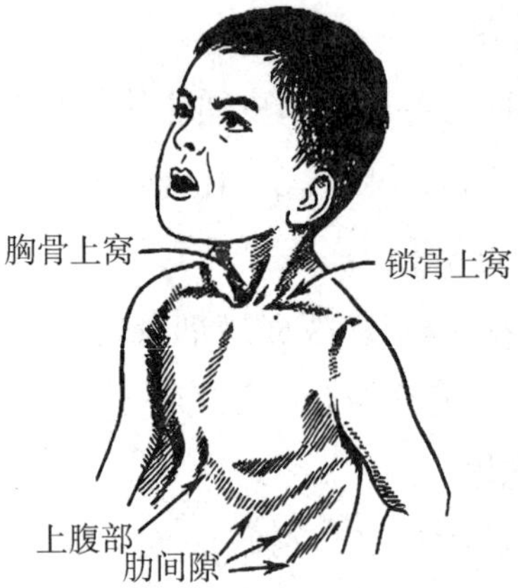

图 14-1　吸气性软组织凹陷

一度：安静时无呼吸困难，活动或哭闹时出现轻度吸气性呼吸困难、喉喘鸣和软组织凹陷。

二度：安静时有轻度的吸气性呼吸困难、喉喘鸣和软组织凹陷，活动时加重，但不影响睡眠和进食，无烦躁不安，脉搏尚正常。

三度：安静时有明显的吸气性呼吸困难、喉喘鸣和软组织凹陷，而且因缺氧而出现烦躁不安、脉搏加快、血压升高、不易入睡、不愿进食等症状。

四度：呼吸极度困难，由于严重缺氧和二氧化碳蓄积，患者坐卧不安、手足乱动、面色苍白或发绀、出冷汗、定向力丧失、心律不齐、脉搏细弱、血压下降、大小便失禁等。如不及时抢救，则很快发生窒息死亡。

考点 喉阻塞的分度

（2）并发症。可见心力衰竭。

（3）心理、社会状况。多数患者因呼吸困难唯恐危及生命而出现紧张和恐惧。

3. 辅助检查　临床上主要根据症状和体征诊断喉阻塞。辅助检查主要有影像学检查和电子纤维喉镜检查，必要时做血气分析。

（三）治疗要点

明确判断呼吸困难的程度，迅速解除喉阻塞，恢复通气。

（四）主要护理诊断 / 问题

1. 言语沟通障碍　与喉部疾病或气管切开术有关。

2. 有窒息的危险　与喉阻塞或手术套管阻塞、脱落有关。

（五）护理措施

1. 急救护理　气管切开术是抢救患者生命的急救手术。此术系将颈段气管前壁切开，经切口放入合适的气管套管，空气即可经套管进入气管，从而缓解缺氧和排出潴留的二氧化碳，并可经套管处吸除下呼吸道的分泌物。

（1）术前护理。术前禁食禁水。常规气管切开术取仰卧头后伸位，其肩下应垫有小枕头。

（2）术后护理。重点是保持气管套管通畅和预防并发症。

1）保持气管内套管通畅，有分泌物咳出时及时用纱布擦净。成人一般每 4 ～ 6 小时清洗套管内管 1 次，内套管不宜离外套管时间过久，以防外套管被分泌物阻塞。为危重患者或气管切开术后的小儿喂食时，防止异物掉进气管套管内而引起窒息。

2）维持下呼吸道通畅，室内保持适宜的温度和湿度，温度宜在 20 ～ 25℃，湿度宜在 60% ～ 70%。气管内分泌物黏稠者可用雾化吸入或蒸汽吸入，雾化液中一般使用生理盐水。定时通过气管套管滴入湿化液，如 0.45% 氯化钠溶液，保持气道湿化。

3）预防感染，每日清洁消毒切口，更换套管垫。注意无菌操作，减少切口及肺部感染的机会。按医嘱使用抗生素。

4）预防脱管，经常检查系带松紧度和牢固性，松紧度以能容纳 1 个手指为宜。

5）拔管及护理，喉阻塞解除，呼吸恢复正常后，可考虑拔管。拔管前先要堵管 24 ～ 48 小时，如活动及睡眠时呼吸平稳，方可拔管。拔管后不需缝合，用蝶形胶布拉拢创缘，数天后创口即可自愈。拔管后 1 ～ 2 天仍需严密观察呼吸，叮嘱患者不要随意离开病房，并备好床旁紧急气管切开用品，在患者再次发生呼吸困难时紧急使用。

2. 一般护理　保持安静，患者绝对卧床休息，限制探视人数，减少刺激因素。

3. 用药护理 遵医嘱滴注广谱、敏感的抗生素，滴注糖皮质激素，多数病情可以缓解。

4. 病情观察 观察患者的脉搏、血压、神志、呼吸的变化。必要时给予吸氧或雾化吸入。

5. 心理护理 主动与患者及家属交谈，缓解其紧张焦虑心理。

考点 气管切开术的术后护理

（六）健康教育

介绍喉阻塞的防治知识，需要带管出院的患者，嘱咐定期到医院复诊。

链接

喉 癌

喉癌是头颈部常见的恶性肿瘤，鳞状细胞癌最多见。喉癌的临床表现主要为声嘶、呼吸困难、咳嗽、吞咽困难、颈部包块等。主要治疗方法有手术治疗、放疗、化疗、生物治疗等。早期发现、早期诊疗对于喉癌的预后非常重要，一方面可提高患者术后5年生存率，另一方面有可能尽量保留喉的发音功能，减少手术并发症的发生。

自 测 题

A_1/A_2 型题

1. 以下哪项不是急性会厌炎常有的临床表现
   A. 起病急 B. 常有寒战、高热
   C. 声音嘶哑 D. 伴周身不适
   E. 自觉喉部有肿物阻塞，说话含糊不清，但无声音嘶哑表现
2. 小儿吸气性呼吸困难可见于
   A. 支气管哮喘 B. 肺炎
   C. 气管炎 D. 急性咽炎
   E. 急性喉炎
3. 患者，男，3岁。主诉3天前出现发热，咳嗽，咽喉痛，今天开始声音嘶哑，咳痰。查体：体温38.6℃，喉部检查示喉黏膜充血，声带水肿，声门关闭不全。最大的可能是
   A. 急性喉炎 B. 急性会厌炎
   C. 急性咽炎 D. 急性扁桃体炎
   E. 以上都是
4. 喉阻塞一般分为四度，其主要依据为
   A. 病程长短 B. 病变范围
   C. 声嘶程度 D. 喉腔大小
   E. 呼吸困难程度

（商晓敏）

第15章 气管、支气管及食管异物患者的护理

第1节 气管、支气管异物患者的护理

案例 15-1

患儿，男，3岁。家属代诉：晚餐时哭闹不止，进食花生米后发生剧烈呛咳，面色青紫、短暂憋气，急来院就诊。查体：体温37.5℃，脉搏110次/分，胸部听诊可闻及右侧肺呼吸音降低，胸部X线片显示右侧支气管内低密度影。

问题：1. 该患儿可能发生了什么情况？

2. 如何对该患儿进行护理？

（一）概述

气管、支气管异物是耳鼻咽喉科最常见的临床急诊之一，本病多发于儿童，因儿童喉反射功能差，在口中含物玩耍、哭笑等过程中将异物吸入、卡于下呼吸道，异物以花生、豆类多见。表现在吸入异物时突发呛咳、呼吸困难和发绀，因异物的性质和所致气道阻塞的程度不同，可引起不同的后果，轻者可致气管和肺部损害，重者可能因窒息死亡。异物存留部位一般以气管最多，其次是右支气管、左支气管。

考点 气管、支气管异物的病因及好发部位

（二）护理评估

1. 健康史　了解患者在发病前有无明确的异物吸入史或异物接触史。

2. 身心状况

（1）身体状况

1）喉异物，异物大时可以完全嵌顿在声门区，导致窒息。喉异物多为骨片、鱼刺等动物性异物或金属性异物，主要是机械性阻塞，继发性细菌感染，也可伴有变态反应，表现为咳嗽、哮喘及不同程度的呼吸困难。尖锐异物刺伤喉部可发生咯血及皮下气肿。

2）气管异物，异物进入气管后，立即发生剧烈呛咳，并有憋气、呼吸不畅等症状。此后，若异物贴附于气管壁，症状可暂时缓解或稳定；若吸入异物较轻且光滑如西瓜子等，常随呼吸气流在气管内上下活动，并引起刺激性咳嗽；若异物较大，可引起呼吸困难。

3）支气管异物（图15-1），患者有发热、咳嗽、喘等症状，异物长期停留者可导致支气管扩张、肺脓肿，尖锐异物对支气管壁有损伤者还可引起气胸和纵隔气肿。

（2）并发症有支气管肺炎、感染、肺不张、肺气肿、窒息等。

（3）心理、社会状况。因本病多见于儿童，其家属常有恐惧感。

3. 辅助检查　X线检查（图15-2）可确定金属等不透光的异物大小、形态及其部位，CT检查有助于确定有无异物及其部位，支气管镜检查是气管、支气管异物确诊的最可靠的方法。

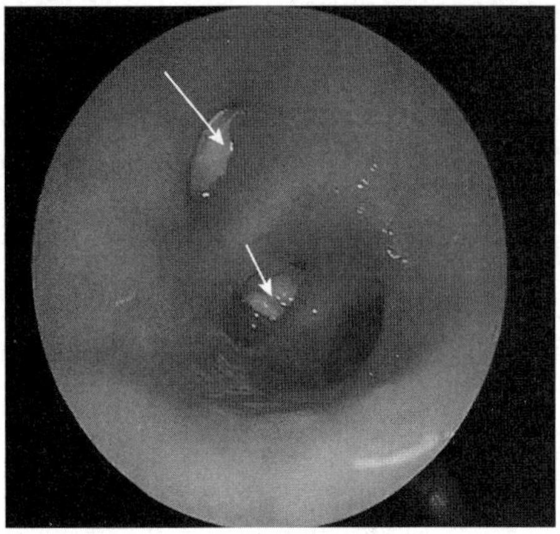

图15-1　支气管异物

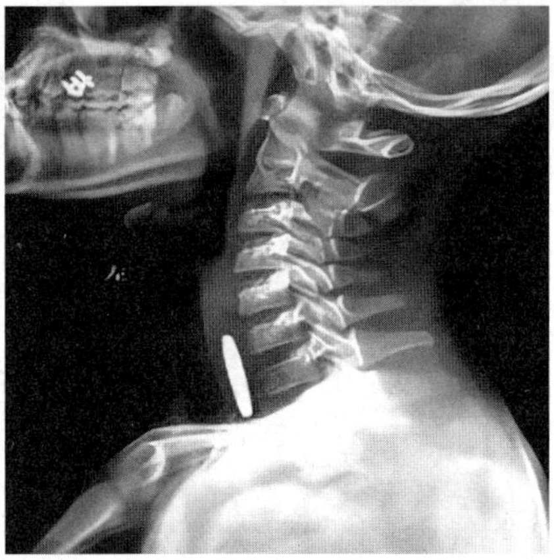

图15-2　X线片显示金属异物

链接

1～3岁幼儿海姆立克急救法

海姆立克急救法主要是针对异物卡在气管里面的急症。对于1～3岁幼儿进行海姆立克急救法的时候，救护人员应该马上把幼儿抱起来，一手捏住幼儿颧骨两侧，手臂贴着幼儿的前胸，另一只手托住幼儿的后颈部。让其脸朝下，趴在救护人员膝盖上，在幼儿背上拍1～5次，并观察幼儿是否将异物吐出。如果没有吐出来，可以采取另一种姿势。把幼儿翻过来躺在坚硬的地面或床板上，救护人员跪下或立在幼儿足侧，或取坐位，并使幼儿骑在抢救人员的大腿上，面朝前。抢救人员用双手的示指或中指放在幼儿胸廓下和肚脐上的腹部，快速向上压迫，重复操作直到排出异物。

（三）治疗要点

应及时明确诊断，尽早行异物取出术，以防窒息或其他并发症的发生。

1. 气管、支气管异物应尽快在支气管镜监视下取出。

2. 吸氧，静脉滴注抗生素预防感染。对呼吸困难明显者可酌情加用糖皮质激素治疗。

考点　气管、支气管异物的治疗要点

（四）主要护理诊断/问题

1. 清理呼吸道无效　与气管、支气管内存在异物，阻碍正常呼吸有关。

2. 恐惧　与异物导致呛咳、呼吸困难，惧怕异物不能取出等有关。

（五）护理措施

1. 对症护理　及时执行医嘱，按时用药，如给予抗生素静脉滴注等；使患儿安静，避免哭闹不安而引起异物移位并且增加耗氧量；备好急救物品，如气管切开包、气管插管、负压吸引器等；如呼吸困难骤然加重，应立即给予吸氧，并告知医生。

2. 手术护理　本病多见于儿童，手术宜在全麻下进行，护士遵医嘱做好围手术期护理。

（1）术前护理，一般护理包括禁饮食、术前用药。

（2）术后护理，重点在于病情观察，防止发生并发症。

1）休息，支气管镜术后应静卧休息，禁声，避免儿童哭闹。

2）饮食，患者全麻清醒 2 ～ 4 小时后，护士协助患者少量饮水，若无呛咳、呕吐等不良反应，可进温凉的半流质饮食。术后 1 日，鼓励患者多饮水，进食高蛋白食物。

3）用药护理，按医嘱及时用药，如给予激素肌内注射或雾化吸入治疗，按时使用抗生素。

4）病情观察，严密观察病情，应特别注意患者的体温、脉搏、呼吸等变化，以便尽早发现感染等并发症。嘱患者禁声，尽量避免咳嗽，如出现胸痛等不适，应及时告诉医生。

（六）健康教育

向患者及家属讲解防止气管、支气管异物发生的保健知识，如婴幼儿避免进食花生、瓜子、豆类等坚果类食物，小儿口含食物或进食时不可嬉笑、哭闹、追逐，教育小儿玩耍时不要口中含食物或玩具，以免异物误吸入呼吸道。帮助患者及家属正确认识呼吸道异物的危险性及预后。

第 2 节　食管异物患者的护理

案例 15-2

患者，男，78 岁。主诉：吃午饭时误吞鱼骨，晚上自感咽部疼痛伴异物感。查体：体温 37.2℃，脉搏 85 次 / 分，呼吸 19 次 / 分，血压 130/90mmHg。食管镜检查见食管上段有异物存留。

问题： 1. 该患者可能发生了什么情况？

2. 如何对该患者进行健康指导？

（一）概述

食管异物为耳鼻咽喉科常见的急症，多见于老年人及儿童。老年人因牙齿脱落、松动，咀嚼功能减退，口腔黏膜感觉欠敏感，义齿过松脱落等而致；儿童因易将含于口内物品误咽而致。此外，睡眠、酒醉、昏迷或全麻时发生的误咽；食管本身有狭窄、痉挛和肿瘤；少数精神病患者或企图自杀者吞下异物，也易引发本病。

异物种类很多，以动物性异物最为常见，如鱼刺、鸡鸭骨头等，其次为金属类异物，如硬币、铁钉等。异物如未能及时取出，可引起许多并发症，甚至危及生命。异物停留部位，最常见嵌顿处为食管入口，其次为食管中段第 2 狭窄处，发生于食管下段者较少见。

考点 食管异物的最常见的嵌顿部位

（二）护理评估

1. 健康史　了解患者引起食管异物的原因。

2. 身心状况

（1）身体状况。食管异物体征不明显，可有梨状窝积液；症状有以下三种。

1）吞咽疼痛，异物较小时，吞咽疼痛不明显或仅有梗阻感，尖锐的异物或继发感染时，疼痛较严重。食管上段异物嵌顿，疼痛位置多在颈根部或胸骨上窝；食管中段异物嵌顿，常感胸骨后或背部疼痛，吞咽时加重。

2）吞咽困难，异物嵌顿于环后隙及食管入口时，吞咽困难最明显。轻者可进食流质或半流质食物；异物较大者，患者面容痛苦，流涎，饮水困难。

3）呼吸困难，巨大的食管异物可压迫气管后壁，引起呼吸困难，尤其在幼儿，甚至有窒息的可能，应及时处理。

（2）并发症。若异物不能及时取出，损伤食管壁及周围组织将会引起各种严重并发症，如食管穿孔、皮下气肿、气管食管瘘、主动脉破裂大出血、纵隔脓肿及脓胸等。

（3）心理、社会状况。发病后患者产生紧张、焦虑心理。

3. 辅助检查

（1）食管吞钡X线透视或胸部拍片，可大致明确有无异物存留及存留部位。

（2）食管镜检查　这是确诊的方法，同时可取出异物。

（3）间接喉镜检查　异物位于食管上段，尤其是有吞咽困难的患者，有时可见梨状窝积液。

链接

为什么老年人容易发生食管异物？

老年人之所以容易出现食管异物，主要是由于其自身的生理特点。首先，老年人因为牙齿脱落，不能细细咀嚼食物，藏于食物内的骨头、果核等不易在咀嚼过程中被发现，容易出现将小块食物吞下的情况。其次，老年人因神经肌肉系统退行性变，咽部黏膜感觉减退，使得异物咽下不能及时被发现。因此，时常会见到老年患者因胸痛或者食管穿孔而发现食管异物，本人却浑然不知。出现食管异物后最明显的异常是吞咽食物时出现疼痛，老人往往能指出疼痛的具体部位，当较大或者尖锐的异物（如枣核）卡住食管时更加明显。也有少数早期没有感觉。当尖锐的异物刺破食管黏膜，引起水肿时还会有咽下困难的情况。如果异物刺破食管，则会在2～3天后出现发热等感染表现。

（三）治疗要点

尽早取出异物，预防感染及并发症。

（四）主要护理诊断/问题

1. 吞咽障碍　与异物阻塞食管有关。

2. 有窒息的危险　与异物压迫气管后壁有关。

（五）护理措施

1. 手术护理　本病多见于老人及儿童，手术宜在全麻下进行。全麻后，异物完整取出且无明显黏膜损伤者清醒后4小时可给予流质或半流质饮食，2～3天后改为普通饮食。对异物停留时间较长，疑有食管黏膜损伤者，应至少禁饮食1～2天，其间给予静脉补液及全身支持治疗。疑有食管穿孔者，遵医嘱预防性使用抗生素，鼻饲流质饮食，8～10天后症状消失，穿孔愈合后方可进食流质饮食。

2. 病情观察　密切观察病情、预防并发症，注意观测生命体征，观察患者吞咽疼痛和吞咽困难是否加重，是否出现发热、胸痛、呕血、黑便或呼吸困难等新情况。若出现异常情况，应立即报告医生并协助护理。

3. 心理护理　给予患者及家属适当安慰，保证患者情绪稳定，积极配合治疗。

考点　食管异物的护理措施

（六）健康教育

提倡文明进食，细嚼慢咽，预防食管异物发生。发生食管异物后应尽早就医。

自 测 题

A_3/A_4 型题

（1～3 题共用题干）

患儿，男，4 岁。自己吃瓜子过程中突发剧烈咳嗽，呼吸困难，急诊以“下呼吸道异物”收入院，准备行气管镜下异物取出术。

1. 该患儿在诊室中哭闹，护理措施中错误的是
   A. 请家属安抚患儿，使其安静
   B. 给患儿小玩具玩
   C. 给患儿看动画片
   D. 给患儿听音乐，转移其注意力
   E. 给患儿讲故事
2. 在患儿气管中取出半粒瓜子后，患儿安静，护士观察时，应特别注意
   A. 脉搏　B. 体温
   C. 血压　D. 呼吸
   E. 精神
3. 对该患儿家属进行健康指导的内容是
   A. 避免给患儿吃坚果类食物
   B. 患儿进食时不可嬉戏、打闹
   C. 教育患儿不要将玩具含于口中玩耍
   D. 小儿进食中突然发生呛咳、呼吸困难，应及时就诊
   E. 以上都是

（姜宪辉）

第3篇 口腔科护理

第16章 口腔颌面部的应用解剖和生理

口腔颌面部是口腔及颌面部的总称，上起自额部发际，下至舌骨水平，左右为颞骨乳突垂直线之间的区域。口腔前界为上、下唇、向后以会厌为界与口咽腔相连，由牙、上下颌骨、颞下颌关节、唾液腺、唇、颊、腭、舌、口底等组织器官组成，具有咀嚼、感觉、发音和言语、支架及呼吸等重要的生理功能。

第1节 口腔局部解剖及生理

口腔是消化道的起始部分，前壁为唇，两侧为颊，后经咽门与口咽腔相延续，上下二壁分别为腭和口底。当闭口时，由上下牙列、牙龈及牙槽骨将口腔分为两部分，前外侧部为口腔前庭，后内侧部为固有口腔。

一、口腔前庭

口腔前庭为位于唇、颊、牙列、牙龈及牙槽黏膜之间的蹄铁形的潜在腔隙，经磨牙后区的殆间隙与固有口腔相通。在口腔前庭，可见以下具有临床意义的表面解剖学标志。

1. 前庭沟　即口腔前庭的上、下界，为唇、颊黏膜移行于牙槽黏膜的沟槽。此处黏膜下组织松软，是口腔局部麻醉穿刺及手术切口的常用部位。

2. 上、下唇系带　为口腔前庭沟正中线上的黏膜小皱襞。上唇系带一般较下唇系带明显，在制作义齿时，基托边缘在系带处应制作切迹缓冲。在儿童颌面发育时期，若上唇系带过宽影响上颌中切牙的排列时，常需手术矫正。

3. 颊系带　为口腔前庭沟相当于上、下尖牙或前磨牙区的黏膜皱襞，其数目不定。一般上颊系带较明显，基托边缘在此处应制作切迹缓冲。

4. 腮腺管乳头　在平对上颌第二磨牙牙冠的颊黏膜上，有一个乳头状突起为腮腺导管开口。做腮腺造影或腮腺导管内注射治疗时，须经此导管开口注入造影剂或药液。

5. 磨牙后区　位于下颌磨牙的远中，由磨牙后三角及磨牙后垫组成。此腔隙与固有口腔相通，当遇牙关紧闭或颌间固定的患者时，可经此腔隙输入流质饮食。

6. 翼下颌皱襞　为延伸于上颌结节后内侧与磨牙后垫后方之间的黏膜皱襞，是下牙槽神经阻滞麻醉进针的重要标志，也是翼下颌间隙及咽旁间隙口内切口定位的参考标志。

7. 颊脂垫尖　大张口时，颊黏膜上可见一个三角形隆起，称颊脂垫，其尖称颊脂垫尖，是下牙槽神经阻滞麻醉进针的重要标志。

考点 口腔前庭解剖标志及其临床意义

二、固有口腔

固有口腔为闭口时从牙列的舌侧到咽部之间的腔隙，为口腔的主要部分。其上界为硬腭和软腭，下界为舌和口底，前界和两侧界为上、下牙弓，后界为咽门。

（一）腭

腭由硬腭和软腭组成，形成口腔的顶部，参与发音、言语及吞咽活动。

腭的前 2/3 是硬腭，两侧切牙间后面腭部有黏膜突起，称为切牙乳头，其下方有一个骨孔，称为切牙孔，有鼻腭神经血管通过此孔。切牙乳头是阻滞麻醉进针的表面标志之一。硬腭后缘前方约 0.5mm 处有一处黏膜稍显凹陷，其深面为腭大孔，有腭前神经及腭大血管经过此孔，是阻滞麻醉进针的表面标志之一。

腭的后 1/3 为软腭，其中央有一小舌样物称为腭垂，后部向两侧延伸形成舌腭弓和咽腭弓，其间容纳腭扁桃体。通过腭肌和咽肌的协调运动，完成腭咽闭合，对呼吸、吞咽、言语等功能起重要作用。

（二）口底

口底指位于下牙龈和舌腹面之间，表面为黏膜覆盖。舌下腺、下颌下腺、舌神经、舌下神经等重要结构位于口底软组织之中。口底组织比较疏松，当口底外伤或感染时易形成较大的血肿、脓肿，将舌体向上后方推挤，引起口底肿胀、舌体抬高及舌体活动度差，造成呼吸困难或窒息，应特别警惕。

考点 口底的解剖特点

三、口腔的组织器官

（一）唇

唇分为上、下唇，其间称口裂，上、下唇联合处形成口角。上唇上面与鼻底相连，其中央有一浅垂直沟称为人中沟，人中沟的上中 1/3 处为人中穴，按此处穴位可抢救昏迷患者。唇部组织分为皮肤、肌肉和黏膜三层，上下唇的游离缘系皮肤与黏膜的移行区，称唇红；唇红与皮肤的交界处为唇红缘；唇红正中稍厚呈珠状、略突向前下的部分为唇珠。唇结构松软，血运丰富，感觉灵敏，是面部疖、痈、血管瘤、痣及痤疮的好发部位。

（二）颊

颊位于面部两侧，为口腔前庭外侧部，上界起于颧骨颧弓，下界止于下颌骨下缘，前至鼻唇沟，后以咬肌前缘为界。主要由皮肤、浅层表情肌、颊脂垫、颊肌和黏膜构成。组织疏松富有弹性，血运丰富。

（三）舌

舌具有言语、咀嚼、协助吞咽、感受味觉等功能。舌的上面为舌背，下面为舌腹，两侧为舌缘。以人字沟为界，舌前 2/3 为舌体，舌后 1/3 为舌根。舌体遍布舌乳头，司味觉，主要包括丝状乳头、菌状乳头、轮廓乳头和叶状乳头四种。当 B 族维生素缺乏或严重贫血时，可见舌乳头萎缩，舌面光滑。舌腹正中有一黏膜皱襞与口底相连称为舌系带，如果发育异常（过短或附着过前）则限制舌的运动，造成吸吮、咀嚼及语言障碍，须行舌系带矫正手术，矫正时间以 1 ～ 2 岁为宜。

第 2 节　牙体及牙周组织的应用解剖及生理

案例 16-1

小美，女，6 岁 8 个月。主诉：发现右侧下颌后牙牙冠表面有黑色斑点半年余，刷牙无法去除，遂前来就诊。查体：双侧下颌第一恒磨牙萌出，右侧下颌第一乳磨牙、第二乳磨牙𬌗面窝沟呈黑色改变，探诊有粗糙感，无痛感。诊断：右侧下颌第一乳磨牙、第二乳磨牙浅龋。

问题：1. 请用部位记录法记录患牙。

2. 如何鉴别乳牙和恒牙？

一、牙的发育

人的一生中有两副天然牙齿，按萌出时间和形态可分为乳牙与恒牙。

1. 乳牙　正常乳牙有 20 颗，上、下牙列左右两侧各 5 颗。其名称从中线起向两旁分别为乳中切牙、乳侧切牙、乳尖牙、第一乳磨牙、第二乳磨牙。乳牙在婴儿出生后 6 ～ 8 个月开始萌出，约 2 岁半萌齐。乳牙可能出现过早或延迟萌出，常见于下颌中切牙部位。

2. 恒牙　恒牙共 28 ～ 32 颗，上、下牙列左右两侧各 7 ～ 8 颗，其名称从中线起向两侧分别为中切牙、侧切牙、尖牙、第一前磨牙、第二前磨牙、第一磨牙、第二磨牙、第三磨牙。恒牙脱落后无天然牙可替代。切牙和尖牙位于牙弓前部，统称为前牙；前磨牙和磨牙位于牙弓后部，统称为后牙。恒牙一般从 6 岁左右开始萌出，在第二乳磨牙后方萌出第一磨牙（简称六龄牙），同时中切牙萌出，乳中切牙开始脱落，随后侧切牙、尖牙、第一前磨牙、第二前磨牙、第二磨牙及第三磨牙依次萌出。恒牙一般在 12 ～ 13 岁时已长出 28 颗。第三磨牙少数人缺如。

牙萌出生理特点：一般左右同名牙多同时萌出，上下同名牙则下颌牙较早萌出，同名牙女性萌出早于男性。从 6 ～ 12 岁，口腔内乳牙逐渐脱落，恒牙相继萌出，恒牙和乳牙发生交替，此时口腔内既有乳牙，又有恒牙，这种乳牙、恒牙混合排列于牙弓上的时期称为混合牙列期。有时乳牙未脱落，恒牙即从乳牙舌侧萌出，形成乳牙与恒牙重叠，此时应拔除乳牙，以免影响恒牙在正常位置上的萌出。

恒牙萌出时间及顺序见表 16-1。

表 16-1　恒牙萌出的时间和顺序

牙齿名称与顺序	萌出时间（岁）	
	上颌	下颌
第一磨牙	5 ～ 7	5 ～ 7
中切牙	7 ～ 8	6 ～ 7
侧切牙	8 ～ 10	7 ～ 8
尖牙	11 ～ 13	10 ～ 12
第一前磨牙	10 ～ 12	10 ～ 12
第二前磨牙	11 ～ 13	11 ～ 13
第二磨牙	12 ～ 14	11 ～ 14
第三磨牙	17 ～ 26	17 ～ 26

考点　牙齿的名称、数目及萌出时间

链接

六　龄　牙

六龄牙即儿童生长的第一颗磨牙。在 6 岁左右萌出，不替换任何乳牙。六龄牙在磨牙的位置居中，对维持上下颌牙的咬合关系至关重要，同时承担大量的咀嚼任务，引导颌骨发育和恒牙整齐生长。学龄期孩子，偏爱甜食，缺乏口腔保健意识，六龄牙最易早期发生龋坏。

二、牙位记录法

为了方便病历中描述牙的部位及名称，每颗牙均以特定的符号表示，目前常用的牙位记录法有以下两种。

1. 部位记录法　部位记录法是临床上最常用的记录法。以“十”符号将全口牙分为上、下、左、右四区（或 A、B、C、D 四区），水平线用以区分上下颌，垂直线代表中线，用以区分左右。“┘”代表右上区（A 区），“└”代表左上区（B 区），“┐”代表右下区（C 区），“┌”代表左下区（D 区）（图 16-1）。乳牙的牙位记录使用罗马数字“Ⅰ～Ⅴ”表示。恒牙的牙位记录使用阿拉伯数字“1 ～ 8”表示。

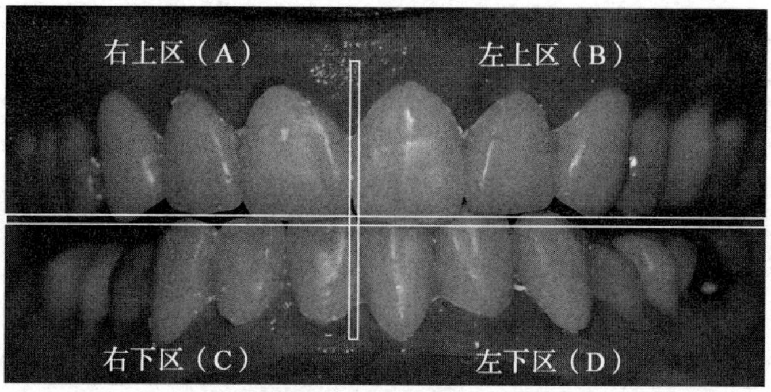

图 16-1　牙弓分区

（1）乳牙。采用罗马数字记录如下。

	（A）					上			（B）			
右	Ⅴ	Ⅳ	Ⅲ	Ⅱ	Ⅰ		Ⅰ	Ⅱ	Ⅲ	Ⅳ	Ⅴ	左
	Ⅴ	Ⅳ	Ⅲ	Ⅱ	Ⅰ		Ⅰ	Ⅱ	Ⅲ	Ⅳ	Ⅴ	
	（C）					下			（D）			
							乳中切牙	乳侧切牙	乳尖牙	第一乳磨牙	第二乳磨牙	

例如：右上颌乳侧切牙，书写为Ⅱ|。

（2）恒牙。采用阿拉伯数字记录如下。

									上									
右	8	7	6	5	4	3	2	1		1	2	3	4	5	6	7	8	左
	8	7	6	5	4	3	2	1		1	2	3	4	5	6	7	8	
									下									
										中切牙	侧切牙	尖牙	第一前磨牙	第二前磨牙	第一磨牙	第二磨牙	第三磨牙	

例如：左上颌第二前磨牙，书写为|5。

2. 国际牙科联合会系统　采用两位数记录牙位，十位数表示牙所在的区域象限，如恒牙的部位编号从左上象限为 1 开始，按顺时针依次用 1，2，3，4 表示恒牙牙弓分区；乳牙的部位编号也是从左上象限开始，按顺时针依次用 5，6，7，8 表示乳牙牙弓分区。个位数表示牙的排列顺序，牙位名称编号不管是恒牙还是乳牙，统一用阿拉伯数字表示，即恒牙为 1 ～ 8，乳牙为 1 ～ 5，由中线向两侧为序。

（1）恒牙

									上									
右	18	17	16	15	14	13	12	11		21	22	23	24	25	26	27	28	左
	48	47	46	45	44	43	42	41		31	32	33	34	35	36	37	38	
									下									

例如：46 为右下颌第一磨牙。

（2）乳牙

						上						
右	55	54	53	52	51		61	62	63	64	65	左
	85	84	83	82	81		71	72	73	74	75	
						下						

例如：63 为左上颌乳尖牙。

考点　牙的名称、牙位记录法

三、牙齿的组成

从外观上看，牙体由牙冠、牙根及牙颈三部分组成（图 16-2）。

1. 牙冠　是牙齿暴露在口腔内的部分。每个牙齿的牙冠分五个面，即近中面、远中面、舌（腭）面、唇（颊）面和咬合面（切缘）。切牙主要用于切割食物；磨牙主要用以研磨食物；尖牙的牙尖尖锐，用以撕裂食物。

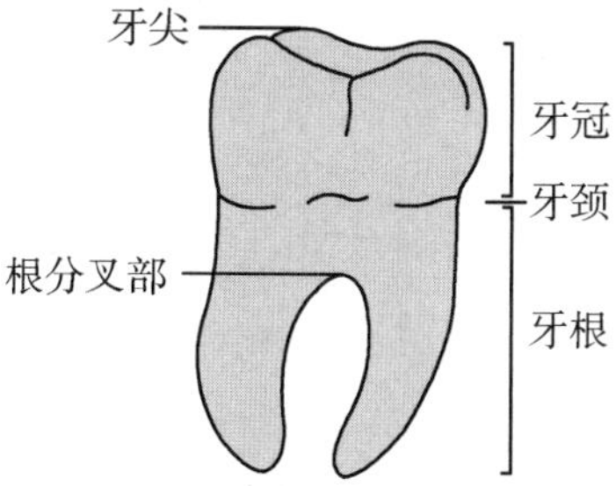

图 16-2　牙的组成

2. 牙根　包埋于牙槽骨中，其形态与数目因功能的不同而有差异，可以分为单根牙和多根牙。切牙、尖牙为单根；上颌第一前磨牙多为双根（颊根、舌根），其余前磨牙为单根；下颌第一、第二磨牙为双根，上颌第一、第二磨牙为三根（近中颊侧根、远中颊侧根、腭侧根）；第三磨牙牙根变异大，多为融合根，也有双根和多根。了解牙根数目和形态，对根管治疗及牙拔除有重要的临床意义。

3. 牙颈　是牙冠与牙根的交界处，也是牙釉质与牙骨质的分界处。

四、牙体组织结构

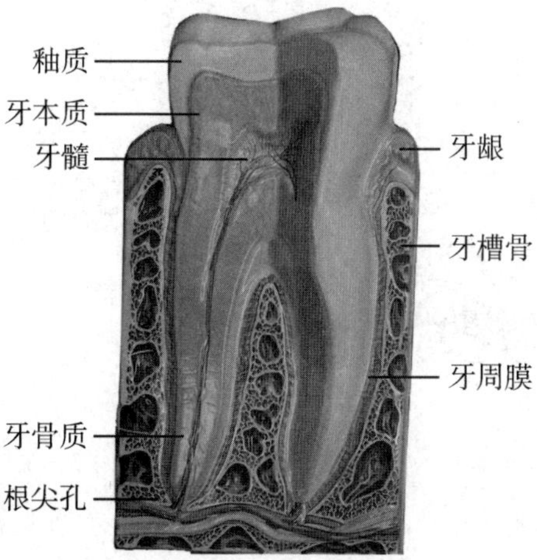

图 16-3　牙体及牙周组织结构

从牙体纵剖面可见牙体组织由釉质、牙骨质、牙本质和牙髓组成（图 16-3）。

1. 釉质　位于牙冠表面，为乳白色、半透明、有光泽的钙化组织，是人体中最坚硬的组织，对牙本质和牙髓具有保护作用。釉质在窝沟处较薄，牙颈部最薄，切缘、牙尖处较厚。釉质没有神经、血管，没有感觉，缺损后不会再生。

2. 牙骨质　是覆盖在牙根表面的钙化结缔组织，呈淡黄色，构成和硬度与骨组织相类似。牙骨质在牙颈部较薄，根尖处较厚。

3. 牙本质　呈淡黄色，有光泽，硬度比釉质低，但高于牙骨质，是构成牙齿的主体，内有神经末梢，遇冷热酸甜刺激时会出现刺激痛。

4. 牙髓　是充填于髓腔内的疏松结缔组织，内含血管、神经等，其功能是营养牙体组织和形成继发性牙本质。牙髓内神经丰富，对外界刺激敏感，感染后易致牙髓坏死。

五、牙周组织

牙周组织包括牙龈、牙周膜、牙槽骨，是牙的支持组织。

1. 牙龈　是口腔黏膜包围牙颈及牙槽骨的部分，分游离龈、附着龈和龈乳头。

2. 牙周膜　是牙根与牙槽骨之间的结缔组织，其间含有血管、神经和淋巴，具有感觉、营养的作用。牙周膜有一定的生理活动度，可缓冲咀嚼压力，维持牙的稳定性，当发生炎症或脓肿时，牙周膜增宽，导致牙齿松动。

3. 牙槽骨　是颌骨包围牙根的部分，骨质较疏松，是支持牙的重要组织。牙槽突是包围着牙根的颌骨突起。容纳牙根的凹陷称牙槽窝，两牙之间的牙槽骨称牙槽间隔。当牙齿脱落后，牙槽骨会逐渐萎缩。

考点 牙体和牙周的组织结构

第 3 节　颌面部应用解剖及生理

一、颌　　骨

（一）上颌骨

上颌骨（图 16-4）位于颜面中部，是颜面中 1/3 最大的骨，左右各一，互相对称，形态不规则，由四突（额突、颧突、腭突、牙槽突）和一体（上颌骨体）组成。上颌骨体的中央形成空腔称上颌窦。上颌骨血运丰富，抗感染力强，骨折愈合快，但骨折时出血较多。

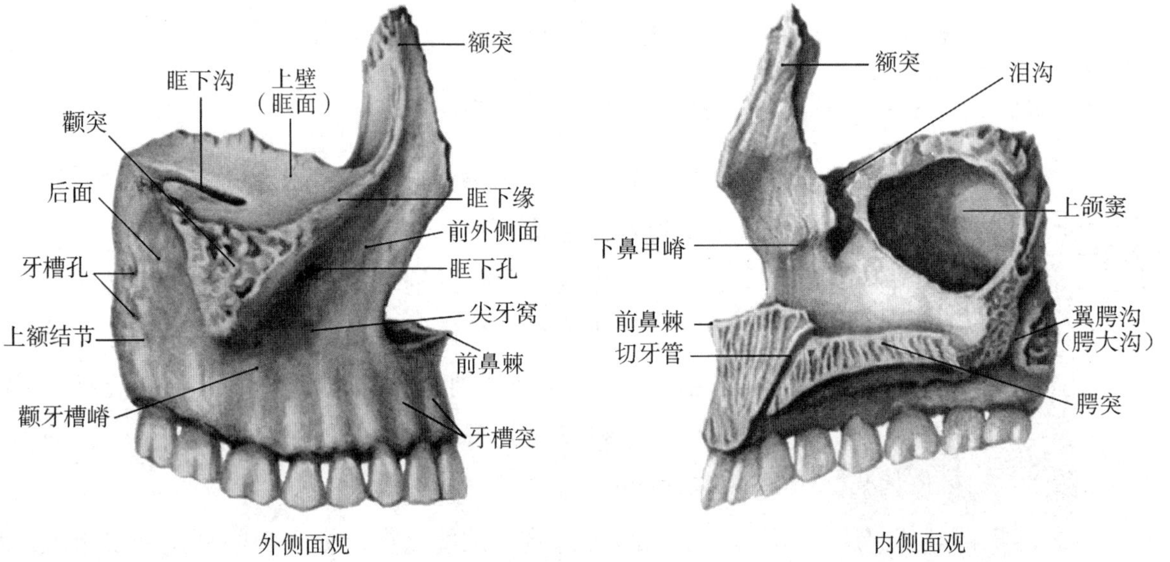

图 16-4　上颌骨

（二）下颌骨

下颌骨（图 16-5）由下颌骨体和升支构成，是颌面部唯一可活动且最坚实的骨骼。下颌骨体分为内外两面和上下两缘，升支分为内外两面和上下前后四缘。升支的上端为喙突和髁突。体内有下颌管，内有下牙槽神经和下牙槽动脉等重要结构。下颌骨的正中联合、颏孔区、下颌角、髁突颈部等为骨质薄弱区，是骨折好发部位。下颌骨血运较上颌骨为差，因此骨髓炎多发，骨折时愈合也较上颌骨慢。

二、颞下颌关节

颞下颌关节又称颞颌关节或下颌关节，是颌面部唯一的联动关节，具有转动和滑动两种功能。颞下颌关节由颞骨关节窝、关节结节和下颌骨髁突，以及位于其间的关节盘、关节周围的关节囊和关节韧带构成。

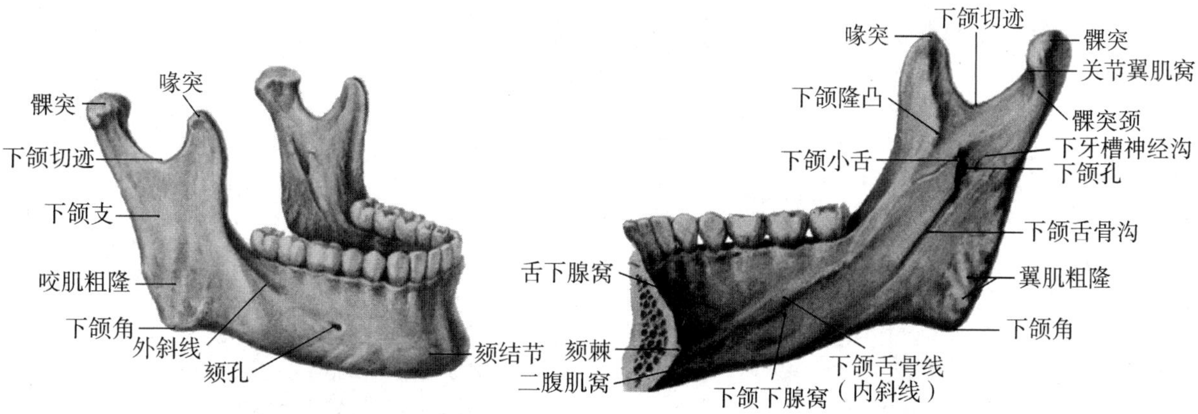

图 16-5　下颌骨

三、肌　　肉

颌面部肌肉由表情肌群与咀嚼肌群两大肌群构成。

（一）表情肌群

表情肌起自骨面或筋膜，止于皮肤。头面部表情肌分为口、鼻、眶、耳和颅顶五群，与咀嚼、吮吸、吞咽、呕吐、呼吸和言语等活动密切相关。口周表情肌主要是口轮匝肌、上唇方肌、笑肌、下唇方肌、颊肌，协调运动时可表达喜、怒、哀、乐等表情。表情肌由面神经支配运动，若面神经受到损伤，引起表情肌瘫痪，则造成面瘫。

（二）咀嚼肌群

咀嚼肌群由闭口肌群和开口肌群构成。闭口肌群主要附着在下颌支上，包括咬肌、翼内肌、翼外肌和颞肌。开口肌群包括二腹肌、下颌舌骨肌和颏舌骨肌。翼外肌分上、下两头，主要作用是牵引髁突和关节盘向前下，双侧收缩可使下颌前伸、向下运动，单侧收缩可使下颌向对侧运动。咀嚼肌协调运动，使下颌做张闭口、前伸、侧方运动。

四、血　　管

口腔颌面部的动脉主要是颈外动脉的分支，如舌动脉、面动脉（颌外动脉）、上颌动脉（颌内动脉）和颞浅动脉等。颌面部的血液供应丰富，利于组织的抗感染和创伤的愈合，但又是手术和外伤出血较多的不利因素。颌面部静脉多数与同名动脉伴行，形成深浅静脉网。面静脉部分行走于肌肉中，且有的静脉内瓣膜少而薄弱，又与颅内海绵窦相通，使颌面部的感染易于逆行向颅内蔓延。

五、神　　经

口腔颌面部相关的神经主要有运动神经（面神经）和感觉神经（三叉神经）。面神经分为颞支、颧支、颊支、下颌缘支和颈支，支配表情肌的运动。面神经损伤可导致眼睑闭合不全、口角歪斜等面部畸形。三叉神经包括眼支、上颌支和下颌支。上颌神经与口腔颌面部麻醉密切相关的分支有鼻腭神经、腭前中神经、上牙槽前中后神经，分布于上颌牙、牙周膜、牙龈与牙槽骨。下颌神经主要分支有颊神经、舌神经、下牙槽神经，分布于下颌牙、牙周膜、牙龈与牙槽骨。

自 测 题

A_1 型题

1. 以下关于恒牙牙根数目和形态的描述，正确的是
   A. 前牙与后牙牙根数目一样多
   B. 尖牙为双根牙
   C. 下颌前磨牙为双根牙
   D. 可分单根牙、双根牙、多根牙
   E. 上颌第一前磨牙多为双根
2. 关于牙萌出的描述，下面说法错误的是
   A. 一般情况下，幼儿半岁萌出第一颗乳牙
   B. 一般情况下，乳牙在 2.5 ～ 3 岁全部萌出
   C. 最早萌出的恒牙是下颌第一磨牙
   D. 一般情况下，儿童在 12 ～ 13 岁，除第三磨牙外，恒牙全部萌出
   E. 以上都不是
3. $\underline{|6}$ 代表的牙位是
   A. 左下颌第一磨牙　B. 左上颌第一磨牙
   C. 右下颌第一磨牙　D. 右上颌第一磨牙
   E. 右上颌第一乳磨牙
4. 人体当中最硬、最耐磨的组织是
   A. 牙槽骨　B. 上颌骨
   C. 釉质　D. 牙本质
   E. 下颌骨
5. 下列不属于牙周组织的是
   A. 牙龈　B. 牙周膜
   C. 牙槽骨　D. 牙骨质
   E. 以上都是

（马金娇）

第 17 章

口腔科患者的护理概述

案例 17-1

患者，男，32 岁。主诉：刷牙出血 1 月余，量不多，可自行止血；偶有咬硬物出血，无明显口臭，牙齿无明显疼痛、松动等。查体：口腔卫生状况差，牙石（++～+++），牙龈颜色暗红，龈乳头圆钝，质松软，未触及附着丧失。诊断：牙龈炎。拟行龈上洁治术。

问题：1. 该患者的护理诊断有哪些？

2. 术中护士需要做哪些护理配合？

第 1 节　口腔科患者的护理评估

对口腔科患者进行护理评估时，全面正确地评估患者的身体健康状况、心理状态、社会关系、文化及经济水平等因素，是确定护理诊断、制订护理计划的基础。

一、健　康　史

1. 现病史　指本次患病经过，包括发病时间、原因和症状，如牙痛，应问清何时发病，由何种原因引起，牙痛部位、性质、时间和程度等，发病后精神、食欲、睡眠等情况。是否接受过检查及治疗等。

2. 既往史　了解患者过去的健康状况，有无高血压、糖尿病、血液性疾病等对口腔疾病治疗有影响的全身疾病，有无口腔溃疡、龋病、牙齿松动、牙本质过敏、牙列缺失、张口受限、牙外伤史及由牙病引起的三叉神经痛等病史，有无手术史、药物过敏史和家族病史等。

3. 生活史　了解患者的口腔卫生习惯，包括刷牙方法、刷牙次数、使用牙线、口腔保健检查等；口腔卫生状况，包括患者有无牙菌斑、牙垢、牙石和色素沉积，有无食物嵌塞和口臭等；有无其他不良的生活习惯，如吸烟、酗酒、喜吃甜食等。

二、身心状况

1. 主要症状和体征评估

（1）牙痛。是口腔科最常见的症状之一，也是患者就诊的主要原因。牙痛常见表现为自发性剧痛、自发性钝痛、激发痛和咬合痛。不同的病因引起牙痛的表现不同。激发痛多为龋病、牙髓炎、牙本质过敏症；自发性剧痛多为急性牙髓炎；自发性持续性钝痛、咬合痛多为急性根尖周炎；自发性钝痛多为慢性牙髓炎等。

（2）牙龈出血。引起牙龈出血的常见原因有牙龈炎、牙周病、妊娠瘤、牙龈肿瘤、食物嵌塞及不良修复体的刺激等；也可见于全身疾病，如维生素 C 缺乏症、血液病等。

（3）牙齿松动。正常情况下，牙齿有轻微生理动度（约 1mm），超过生理动度即为病理性。常见原因有牙周病、外伤、根尖周炎、急性牙槽脓肿、颌骨骨髓炎、颌骨内肿物等。

（4）牙齿着色和变色。正常牙齿呈黄白色或灰白色，有光泽。牙齿着色是指牙齿表面有外来色素沉积（如长期喝茶、吸烟），经洁治、磨光后大多数能被去除。牙齿变色，如牙髓坏死可致个别牙变色，全口牙变色多见于四环素牙和氟斑牙。

（5）口臭。牙石、牙周炎和口腔黏膜糜烂等口腔疾病，化脓性上颌窦炎、萎缩性鼻炎等鼻部疾病和全身性疾病，如消化不良、胃肠道疾病等均可引起口臭。

（6）张口受限。正常人的张口度为 3.7cm。不能达到正常张口度者，即为张口受限。常见原因有颞下颌关节疾病、口腔颌面部炎症、外伤、肿瘤等。

（7）咀嚼功能障碍。常见原因为牙感染性疾病、牙列缺失、口腔颌面部间隙感染等。

（8）吞咽困难。口腔颌面部间隙感染、舌根部肿物等可引起吞咽困难。

（9）颌面部肿胀、疼痛。多为口腔颌面部炎症或牙及牙周组织感染而致。

（10）口腔黏膜病损。常见口腔黏膜红肿、溃疡、白斑、水疱、角化不良、增生、萎缩等，与炎症、病毒感染、免疫失调、内分泌紊乱等有关。

考点 口腔科患者的主要症状和体征

2. 心理、社会因素评估 某些患者因对钻牙、拔牙等有畏惧心理，不敢就医，直到出现牙齿剧烈疼痛、难以忍受甚至影响睡眠和进食时才来就诊。

第 2 节 口腔科常用检查及护理配合

口腔检查应由外向内，即先检查颌面部再做口腔检查，主要检查牙、牙周、口腔黏膜、舌、系带、腭、口底及涎腺等。必要时应进行全身检查。

一、口腔检查的基本器械

口腔检查器械一般使用一次性无菌口腔包，包括口镜、镊子和探针（图 17-1）。

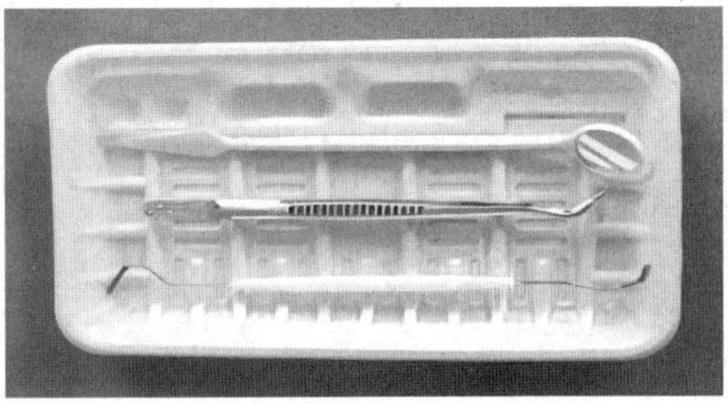

图 17-1 口镜、镊子和探针

1. 口镜 由镜头和镜柄组成，镜头带一小圆镜，可增强局部照明和反射检查者不能直视部位的影像，如牙的远中面、舌腭面；还可用来牵拉唇、颊或推压舌体等软组织，镜柄可用来叩诊牙。

2. 探针 两头尖细，一端为镰形，另一端为弯角形，可用于探测牙周袋深度及瘘管方向，检查龋洞、充填物和修复体的边缘密合程度等。

3. 镊子 为口腔专用镊子，用于夹持药物、敷料，叩诊牙，夹持牙以检查松动度等。

考点 口腔常用器械

二、口腔前庭检查

1. 唇　注意其色泽、形态、运动，有无肿胀、疱疹、皲裂，有无新生物、色素沉着、色斑等。唇色苍白多见于营养障碍、贫血等，青紫多见于缺氧、慢性心脏病、汞中毒等。

2. 颊　注意颊部色泽，对称性，颊部有无肿胀、变硬、压痛、瘘管，有无感觉障碍等。正常人两颊对称，颊部不对称可见于先天性畸形，还可见于颞下颌关节脱位、颌面部感染等。

3. 系带　观察其数目、形状、位置及其附着情况，对口腔运动及修复体有无影响。

4. 腮腺及导管开口　检查腮腺局部有无压痛、硬结，导管口有无充血、溢脓、触痛等。

三、固有口腔检查

1. 腭　观察有无腭裂、缺损，黏膜下骨质有无异常，黏膜有无充血、假膜等异常变化。

2. 舌　观察舌质的色泽、舌苔的变化，以协助诊断其他全身性疾病。舌系带有无异常。

3. 口底　可用视诊和触诊了解有无感染、淋巴结浸润、压痛和硬结。

4. 口咽部　观察有无充血、水肿、溃疡，有无咽腔缩小，是否影响呼吸及吞咽功能。

四、牙体及牙周组织检查

1. 问诊　全面了解疾病发生、发展的详细经过，以往检查和治疗的经过与疗效等。主要是针对患者的一般情况、主诉、现病史、既往史、个人史、家族史等进行询问。

2. 视诊　观察牙的排列、颜色、形态、数目及咬合关系是否正常，有无龋病、牙结石、残冠、残根等；牙龈的颜色、有无肿胀、出血、增生、溢脓和瘘管等。

3. 探诊　常用牙科探针探查龋坏的病变部位、深度、大小，有无探痛，牙髓是否暴露；牙龈是否出血、牙周袋的深度、龈下结石的分布、瘘管的方向等。

4. 叩诊　利用口镜柄、镊子柄从垂直或侧方轻轻叩击牙齿。主要了解牙根或牙周膜的情况。如有垂直叩痛常为根尖周病，侧方叩痛常为牙周膜一侧病变。

5. 触诊（扪诊）　用手指扪压龈缘或根尖部牙龈，观察有无溢脓、压痛或波动感，有助于诊断牙周病和根尖周病。

6. 咬诊　有空咬法和咬实物法。①空咬法，嘱患者直接咬紧上下牙并做各种咬合运动。②咬实物法：嘱患者咬棉卷或棉签。观察患者有无疼痛，牙有无松动移位。主要用于检查牙本质过敏、根尖周病、牙隐裂及咬合关系等。

7. 牙齿松动度检查　牙齿松动度是牙周膜和牙槽骨健康状况的重要指标。牙齿有一定的生理动度，一般不超过 0.2mm。当发生牙周炎或咬合创伤时，牙齿会出现明显的松动。

8. 牙髓活力测试　临床上常根据牙髓对温度或电流的不同反应来协助诊断牙髓活力是否存在。正常情况下，牙髓对 20 ～ 50℃的温度刺激不产生反应。一旦发生炎症，则对温度刺激反应敏感；如发生坏死或变性，则反应迟钝或消失。

五、口腔颌面部检查

1. 颞下颌关节检查　重点检查下颌进行开闭口运动、前伸运动、侧方运动时，关节运动是否正常。常用两种方法：①双手示指或中指分别置于两侧耳屏前（髁突外侧），患者做张闭口运动时感触髁突的动度；②将两手小指伸入外耳道内，向前方触诊，感觉髁突的活动及冲击感。同时观察面部左右是否对称，颏部中点是否居中，开口度和开口型是否一致。

2. 张口度检查　张口度是采用圆规或卡尺测量上、下中切牙切缘之间的距离；也可用手指宽度表示，正常人的张口度约相当于自身示指、中指、环指三指末节合拢时的宽度，平均约为3.7cm。

3. 涎腺检查　主要是对三大涎腺，即腮腺、下颌下腺和舌下腺进行检查。检查时注意两侧腺体的大小、质地、分泌物颜色及流量和性质、有无结石、肿物等。

4. 颌面部辅助检查　临床检验、穿刺检查、细胞学检查、病理性活组织检查、影像学检查等，对颌面部疾病的诊断、治疗及全身情况的监测有重要的临床意义。

考点 牙体、牙周组织和颌面部的检查

六、口腔科四手操作技术

四手操作技术是在口腔诊疗过程中，医护采取舒适的坐位，患者采取放松的仰卧位。医护双手同时为患者进行操作，护士平稳而迅速地传递诊疗器械及材料，从而提高工作效率，保证工作质量的操作技术。

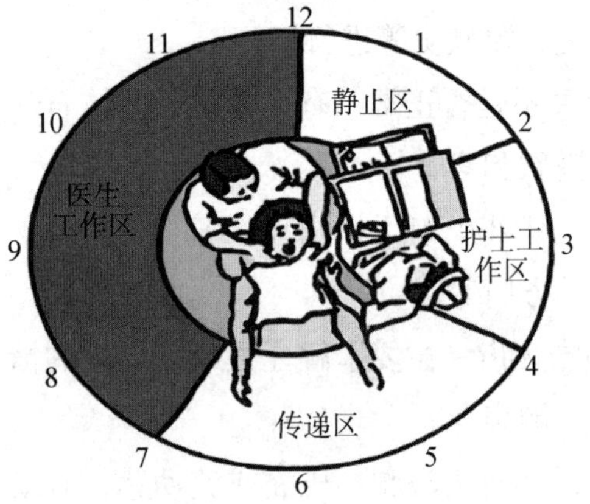

图17-2　口腔科四手操作医生、护士、患者的位置

（一）基本设备

口腔综合治疗台，医生座椅、护士座椅、器械台（车）。

（二）医生、护士和患者的位置关系

以患者面部为中心将操作区假想为一个时钟面，患者的头顶部朝向12点钟位置，将操作区分割为4个时区（图17-2）。医生工作区位于时钟7～12点。上颌操作多选12点位，左侧下颌操作多选10～11点位，右侧下颌操作多选7～9点位。静止区位于时钟12～2点。此区应放置护士器械台（车）。护士工作区位于时钟2～4点。传递区位于时钟4～7点。

（三）器械的传递与交换技术

1. 基本原则　所需物品宜按照操作顺序依次摆放与传递。宜左手传递或根据需要双手传递，右手吸唾液及准备下一步治疗材料和器械。应避开医生握持部位并施加一定的力进行传递。应将传递的用物工作端朝向操作的牙面或牙弓。交换时宜遵循先接后递的原则。

2. 传递与交换方法

（1）传递方法。①医生执笔式握持时，护士将器械握持部位递予医生拇指、中指和示指指腹处，确认医生握住后松手；②医生掌（掌-拇）式握持时，护士将医生握持部位递予其手掌中，确认医生握住后松手。

（2）交换方法。①单手交换法，左手小指（和环指）接过医生使用后的用物，拇指、中

指和示指传递待用用物；②双手交换法，一只手取回医生使用后的用物，另一只手传递待用用物。

（3）注意事项。①传递位置不可过高，避开患者面部；②传递钻针、根管锉等小器械时可使用收纳器具传递，避免锐器伤的发生；③传递用物时应确认医生握持稳固后方可松手；④交换过程中用物应避免污染及碰撞。

第 3 节　口腔科手术患者的常规护理

一、手术前常规护理

1. 术前身体评估　评估患者身体状况，有无手术禁忌证；协助患者完成各项术前检查，评估患者对手术的耐受性。

2. 术前心理护理　评估患者有无紧张、焦虑、自卑、悲伤、消极、无望感等心理，主动耐心与患者及家属交流，解答其关注的各种问题，并及时进行有效的心理护理。

3. 术前专科护理措施

（1）皮肤准备，一般在手术前 2 小时做好术区皮肤的准备。涉及头皮或额瓣转移的手术需剃光头发。备皮范围应大于手术区 5 ～ 10cm。

（2）口腔清洁，术前 3 天开始用口腔含漱液如 0.12% ～ 0.20% 氯己定含漱液漱口。牙石过多者应行牙周洁治，保持口腔清洁。

（3）全麻患者术前护理常规，如呼吸道、消化道的准备及术前适应性训练等。

（4）手术当日物品准备，根据手术内容遵医嘱准备好相关用品。

二、手术后常规护理

1. 一般护理　了解手术情况，做好交接工作，进行术后常规护理。

2. 心理护理　加强与患者交流沟通，根据病情提供相应的健康指导，帮助其尽快恢复。

3. 术后专科护理措施

（1）全麻术后严密监测患者生命体征的变化。如体温、血压、脉搏、呼吸、意识等。麻醉清醒后，保持患者半坐卧位，有利于呼吸及口腔分泌物的排出。

（2）密切观察手术创口状况。是否有肿胀、出血或感染迹象；遵医嘱及时换药，保持切口清洁干燥。

（3）保持引流管的通畅。注意观察引流物的量、颜色、性状，做好相关记录。

（4）加强口腔护理，预防感染。每日 2 ～ 3 次口腔清洁护理，后期可指导患者学会自我护理，自行清洁。

（5）加强饮食护理。合理安排患者饮食，加强术后营养补给，帮助术后患者恢复。注意每次进食后要漱口以保持口腔清洁。

考点　口腔科患者术前术后的专科护理措施

自 测 题

A_1 型题

1. 口腔检查的基本器械有
   A. 压舌板、探针、喉镜
   B. 叩诊锤、探针、口镜
   C. 平镜、镊子、探针
   D. 口镜、探针、镊子
   E. 口镜、钳子、镊子
2. 下列哪项不是口腔科常见的身体状况
   A. 行走困难　B. 牙痛
   C. 口臭　D. 牙齿松动
   E. 牙龈出血

（马金娇）

第 18 章
口腔内科疾病患者的护理

第 1 节　牙体硬组织病患者的护理

一、龋　　病

案例 18-1

患者，女，16 岁。主诉：右下后牙有洞 1 年，伴咬物疼痛 1 周就诊。查体：右下第一磨牙咬合面有一 2mm×3mm 大小的黑色龋洞，达牙本质深层，洞内可见食物残渣，探诊有酸痛感，无叩痛，牙齿不松动。

问题：1. 该患者可能的护理诊断是什么？

2. 护士应采取什么护理措施？

（一）概述

龋病是在以细菌为主的多因素影响下，牙体硬组织发生慢性进行性破坏的一种疾病。龋病作为口腔科的常见病，也是人类最普遍疾病之一，世界卫生组织（WHO）已将其与肿瘤和心血管疾病并列为人类三大重点防治疾病。

目前被普遍接受的龋病病因学说是四联因素学说，即龋病的发生为细菌、食物、宿主、时间共同作用的结果。

1. 细菌　主要的致病菌是变异链球菌，这种细菌容易附着在牙面上，利用蔗糖的产酸、耐酸能力造成牙体组织的脱矿，从而导致龋病的发生。

2. 食物　糖类（碳水化合物）致龋作用与其种类、性状、黏度、摄入量和摄取频率有关。

3. 宿主　主要包括牙和唾液。牙齿窝沟深、排列不齐等不易清洁部位易导致细菌、食物滞留；当唾液腺遭到破坏后，唾液流量减少，均易发生龋病。

4. 时间　龋病发生的每个过程都需要一定的时间。

考点　龋病的定义和四联因素学说

（二）护理评估

1. 健康史　了解患者的口腔卫生状况及饮食、卫生习惯。

2. 身心状况

（1）身体状况。临床上根据龋损深度可分为浅龋、中龋、深龋。主要引起牙体硬组织色、形、质的改变，患牙出现感觉异常。

1）浅龋（图 18-1），龋损局限于牙釉质或牙骨质，表现为龋损部位色泽变黑，色素沉着区下方呈白垩色改变，探针检查时有粗糙感或能钩住探针尖端。患者无自觉症状。

2）中龋，龋损已到达了牙本质的浅层，形成龋洞，呈黄褐或深褐色。对冷、热、酸、甜有敏感症状。

3）深龋（图 18-2），龋损进展到牙本质深层，临床上可看见较深的龋洞，探查龋洞时酸痛明显。深龋的刺激症状更明显，食物嵌入洞内可产生疼痛，无自发痛。

（2）并发症。可并发牙髓病、根尖周病、牙槽骨和颌骨炎症。

（3）心理、社会状况。多数患者对钻牙存在恐惧心理。

考点 龋病的分度

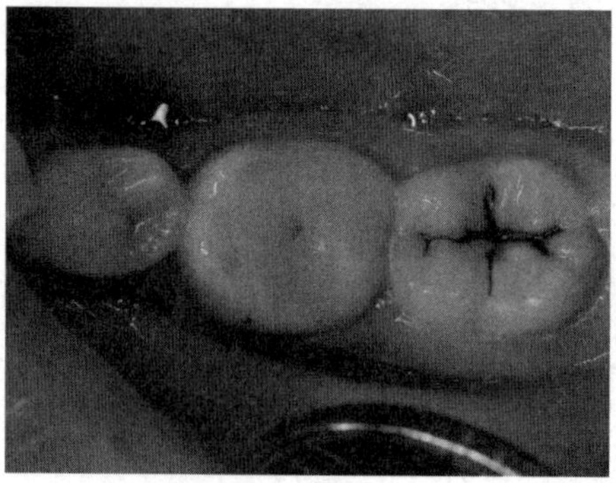

图 18-1 浅龋

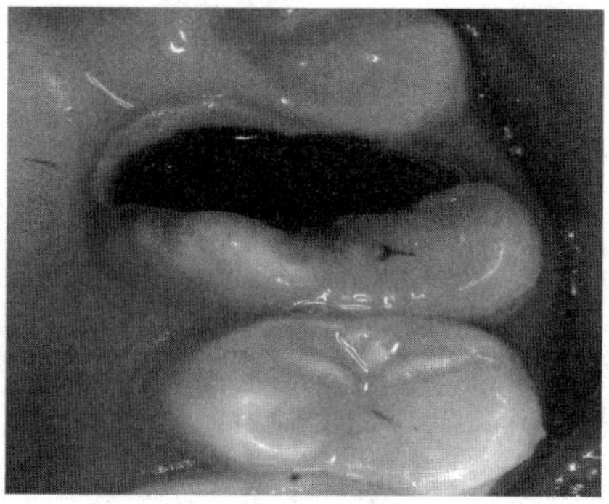

图 18-2 深龋

3. 辅助检查

（1）牙髓活力温度测试。通过患牙对冷热刺激的反应检查牙髓状况。

（2）X 线片检查。了解龋洞的深度、范围、大小及牙齿各部有无不易被探查的龋洞。

（三）治疗要点

终止病变过程，保护牙髓，恢复牙的形态、功能及美观。

（四）主要护理诊断 / 问题

1. 牙齿受损　与疾病导致牙体龋坏有关。

2. 舒适度减弱　与龋损侵及牙本质有关。

（五）护理措施

1. 一般护理　介绍治疗方法，提高患者的口腔保健意识。

2. 治疗护理　一般采用充填术，包括两个步骤：一是洞形制备，二是充填。护士遵医嘱准备相应的充填材料及器械。取舒适体位让患者入座，协助医生牵拉口角，吸唾液，保持术野清晰，给医生传递器械和充填材料，术后及时清理用物，消毒器械。

3. 心理护理　耐心解释病情，消除患者恐惧心理，使其积极配合医生的治疗。

（六）健康教育

1. 保持口腔卫生，指导患者采用正确的刷牙方法，养成早晚刷牙、饭后漱口的习惯。

2. 定期口腔检查，建议患者每半年进行一次口腔检查，做到早发现、早治疗龋病。

3. 合理饮食，少吃含蔗糖量高的食物，多吃含粗纤维的食物。

二、牙 髓 病

案例 18-2

患者，女，18 岁。主诉：右下后牙自发性、夜间疼痛 2 天就诊。患者既往半年来觉右下后牙喝冰水或吃甜食时出现酸软感，不敢用右侧牙齿咀嚼。查体：右下颌第一磨牙殆面黄豆大小的深龋洞，可探及穿髓孔，探痛明显，叩痛（–），松动（–），牙龈无红肿。

问题： 1. 试述该患者的护理问题。

2. 如果你是责任护士，你应该如何对患者进行护理？

（一）概述

牙髓病是指发生在牙髓组织的疾病。细菌是主要的致病因素，它可通过暴露的牙本质小管、牙髓、牙周袋途径引起牙髓炎。温度、电流刺激亦可引起牙髓病。常见牙髓病包括可复性牙髓炎、不可复性牙髓炎、牙髓坏死、牙髓钙化、牙内吸收，这里主要介绍不可复性牙髓炎中的急性牙髓炎和慢性牙髓炎。

（二）护理评估

1. 健康史　了解患者有无未经彻底治疗的龋病及牙周病史，询问疼痛的性质、发作方式和持续时间，了解患者有无全身性疾病和传染病等。

2. 身心状况

（1）身体状况

1）急性牙髓炎，发病急，疼痛剧烈，疼痛特征为自发性阵发性疼痛，夜间疼痛加剧，疼痛不能自行定位，且呈放散性或牵涉性。当牙髓化脓时遇冷刺激能缓解疼痛，临床上常见患者口含冷水止痛。患牙可查及接近髓腔的深龋或充填物、深牙周袋，探痛明显。

2）慢性牙髓炎，有长期的冷、热刺激痛病史，可出现咬合不适或轻度的叩痛。检查见穿髓孔或牙髓息肉。

考点 急性牙髓炎疼痛的特点

（2）并发症有根尖周病。

（3）心理、社会状况。急性牙髓炎患者疼痛剧烈，常急诊就医，对治疗过程中钻牙有恐惧心理。

3. 辅助检查　牙髓活力试验和 X 线片检查。

（三）治疗要点

减轻患者痛苦，尽力保存具有正常生理功能的牙髓，保存患牙。

（四）主要护理诊断 / 问题

1. 急性疼痛　与炎症引起血管扩张、髓腔压力增加有关。

2. 焦虑　与疼痛反复发作、影响患者睡眠、咀嚼不适有关。

（五）护理措施

1. 一般护理　耐心解释病情，介绍治疗方法。

2. 治疗护理

（1）应急止痛治疗的护理。开髓引流是最有效的止痛方法。护士协助医生局麻下开髓，使炎性渗出物得以引流，从而降低牙髓腔的压力，缓解疼痛。对于未开髓的患者，遵医嘱给予丁香油或樟脑苯酚棉球置于龋洞内暂时止痛，同时口服止痛药。

考点 急性牙髓炎应急止痛的最有效的方法

（2）活髓保存术的护理（以牙髓切断术为例）。牙髓切断术是切除炎症牙髓组织，以盖髓剂覆盖于牙髓断面来保留正常牙髓组织的治疗方法。主要适用于根尖未发育完成的年轻恒牙。护士术前准备好各种无菌器械、局麻药剂、消毒剂及暂封材料，配合医生隔离唾液，清洗窝洞，调制氢氧化钙等盖髓剂。嘱患者观察 1 ～ 2 周，若无症状可作永久性充填。

（3）保存患牙治疗的护理（以根管治疗术为例）。护士配合医生在根管预备时冲洗根管；根管消毒后暂封窝洞；根管充填时调拌根充材料。

3. 病情观察　观察患者开髓及根管治疗后疼痛的变化。

4. 心理护理　向患者说明开髓的目的，消除其恐惧心理。

（六）健康教育

向患者介绍牙髓病的病因、治疗方法和目的，以及牙髓病早期治疗的重要性。待牙根发育完成后，再行手术治疗。

三、根尖周病

（一）概述

根尖周病是指发生于根尖周围组织的炎症性疾病，多来自牙髓病，细菌通过根尖孔、侧支根管及牙本质小管而继发。牙髓治疗时药物渗出刺激根尖周围组织或者外力直接损伤根尖周围组织也可导致炎症。临床分为急、慢性根尖周炎，以慢性根尖周炎最为多见。

（二）护理评估

1. 健康史　了解患者是否有龋齿、反复肿痛史或牙髓病治疗史。

2. 身心状况

（1）身体状况

1）急性根尖周炎，初期患牙出现咬合痛，自发性、持续性钝痛，牙齿有明显的伸长，患者能够指明患牙。检查患牙有深龋洞或有充填体，或可查到深牙周袋，患牙有叩痛，松动。脓肿达到骨膜及黏膜下时，颌面部相应区域肿胀，可扪及波动感。可伴有体温升高、乏力等全身症状。

2）慢性根尖周炎，患者一般无明显自觉症状，可在咀嚼时有不适感。牙冠变色，失去光泽，深洞内探诊无反应，患牙叩痛不明显，一般不松动，根尖区牙龈可发现窦道孔。

（2）并发症。可并发颌骨骨髓炎、蜂窝织炎等。

（3）心理、社会状况。患者患牙出现剧烈疼痛，表现为焦虑不安。

3. 辅助检查　慢性根尖周炎 X 线片示根尖区低密度阴影区。

（三）治疗要点

急性期缓解疼痛，慢性期消除髓腔内的感染，促进根尖病变的恢复。

（四）主要护理诊断 / 问题

1. 体温过高　与根尖周组织急性感染有关。

2. 急性疼痛　与牙髓感染、根尖周炎急性发作、脓肿未引流有关。

（五）护理措施

1. 一般护理　嘱患者注意休息，高热患者多饮水，进食流质及半流质食物。

2. 治疗护理

（1）开髓引流术的护理配合。护士协助医生局麻下开髓，使根尖渗出物及脓液通过根管得到引流。

（2）脓肿切开术的配合。脓肿形成后需切开排脓，才能有效控制炎症。护士协助医生对术区进行清洁、隔湿准备，准备麻醉药物及器械，脓肿切开后冲洗脓腔，在切口处放置引流条。

（3）根管治疗术的护理配合。护士协助医生做好根管预备、根管消毒和根管充填。

3. 病情观察　观察患者开髓引流后疼痛是否缓解；脓肿切开后引流是否通畅。

4. 心理护理　消除患者焦虑情绪，使其积极配合治疗。

（六）健康教育

嘱患者按时复诊，保持治疗的连续性，以达到治疗的最佳效果。治疗期间应忌食辛辣刺激性食物。嘱患者避免使用患牙咬硬物，以防牙体崩裂。

第 2 节　牙周疾病患者的护理

案例 18-3

患者，女，60 岁，主诉：全口多个牙齿逐渐松动半年。该患者有糖尿病十余年。查体：全口牙齿卫生差，牙结石Ⅱ度，牙龈萎缩，多颗牙齿Ⅰ～Ⅱ度松动。

问题：1. 该患者的护理问题是什么？

2. 应采取什么护理措施？

牙周疾病泛指发生于牙周组织的各种病理情况，它常常侵犯一组牙或全口牙，对咀嚼功能的影响较大，甚至因为慢性感染而导致心内膜炎、风湿热、肾炎等全身性疾病的发生。主要包括牙龈炎和牙周炎两大类。

一、牙　龈　炎

（一）概述

牙龈炎是指发生于牙龈组织的病变，一般不侵犯深层牙周组织。一旦去除病因，炎症消退，牙龈便可恢复正常；否则可能发展为牙周炎。

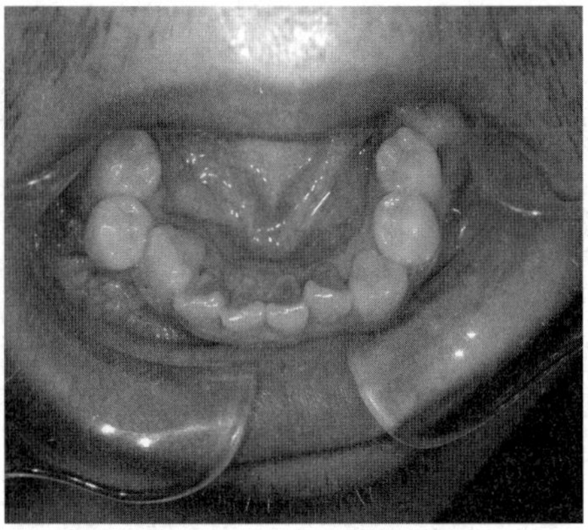

图 18-3 牙龈炎 - 牙石

牙菌斑是最主要的病因，牙石（图 18-3）、食物嵌塞、不良修复体及牙错位拥挤等均可促进菌斑的积聚，引发或加重牙龈的炎症。内分泌紊乱、维生素缺乏、营养障碍或系统性疾病也可引起或加重牙龈炎。口呼吸习惯、妊娠期性激素水平的改变也可使原有的慢性牙龈炎加重。

考点 牙龈炎的最主要致病因素

（二）护理评估

1. 健康史 了解患者口腔卫生状况及身体状况，询问患者的刷牙方式。

2. 身心状况

（1）身体状况。患者常因牙龈出血、口腔异味就诊。检查可见牙龈充血、红肿、呈暗红色，表面光滑发亮，质地松软，缺乏弹性，龈沟深度可达 3mm 以上，探诊易出血。

（2）并发症。可并发牙周炎。

（3）心理、社会状况。牙龈出血、口臭影响人际交往时，患者易产生孤独、自卑心理。

（三）治疗要点

去除牙石和菌斑，防止复发。

（四）主要护理诊断 / 问题

1. 舒适度减弱 与炎症引起牙龈乳头充血、红肿有关。

2. 社交孤立 与口臭有关。

（五）护理措施

1. 一般护理 保持口腔卫生，教会患者正确的刷牙方法。

2. 治疗护理

（1）术前护理。主要方法为龈上洁治术。给患者做相关血液检查。准备好超声波洁牙机和消毒的洁治器械。超声波洁牙机禁用于有心脏起搏器的患者。嘱患者用 0.1% ～ 0.2% 氯己定液含漱 2 分钟，以减少口腔细菌传播到空气中。

考点 超声波洁牙机的禁忌证

（2）术中护理。调节椅位，治疗上颌牙时，使患者𬌗平面与地面成 45° 角，治疗下颌牙时使𬌗平面与地面平行。护士协助医生牵拉患者口角，吸净冲洗液，术后抛光牙面，并用 3% 过氧化氢及生理盐水交替冲洗龈沟，擦干后置 1% 碘甘油于龈沟内。

3. 心理护理 告知患者治疗后，口臭等症状会很快消失，恢复患者的社交信心。

（六）健康教育

指导患者正确的刷牙方法及牙线的使用方法。牙周炎术后定期复查，以巩固疗效。

二、牙 周 炎

（一）概述

牙周炎是由牙菌斑生物膜引起的牙周组织的慢性感染性疾病，是我国成年人丧失牙齿的首位原因。其局部因素包括牙石、食物嵌塞、不良修复体、牙排列拥挤等，全身因素与营养代谢障碍、内分泌紊乱、精神因素等有关。

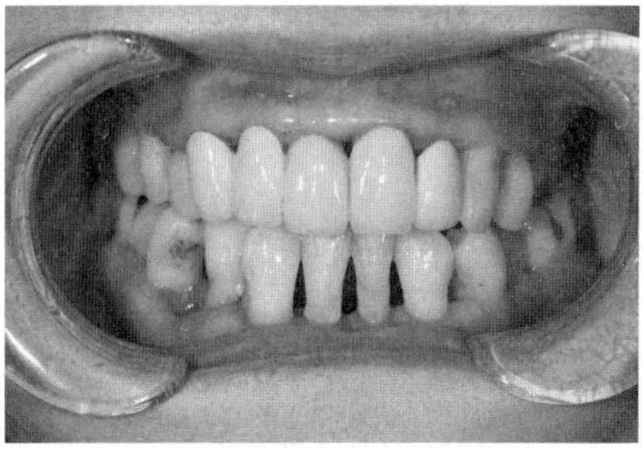

图 18-4　牙周炎

（二）护理评估

1. 健康史　了解患者的口腔卫生和全身健康状况。

2. 身心状况

（1）身体状况。牙周炎起病缓慢，早期主要表现为牙龈的慢性炎症（图 18-4），晚期表现为牙龈的炎症、牙周袋的形成、附着丧失、牙槽骨吸收、牙齿松动，以及牙齿移位、口臭等。有无附着丧失和牙槽骨吸收是区别牙龈炎和早期牙周炎的关键标志。最后导致丧失咀嚼功能。

考点 牙周炎的临床特点和牙周炎与牙龈炎的鉴别点

（2）并发症。可并发牙周脓肿。

（3）心理、社会状况。由于口臭明显，常影响患者的社会交往，使其产生自卑心理。

3. 辅助检查　X 线片显示牙槽骨吸收。

（三）治疗要点

彻底清除菌斑、牙石等病原刺激物，消除牙龈炎症，争取牙周组织再生。

（四）主要护理诊断 / 问题

1. 舒适度减弱　与牙龈炎症、牙周袋有关。

2. 社会交往障碍　与牙齿缺失、口臭有关。

（五）护理措施

1. 一般护理　指导患者合理营养饮食，禁烟酒。

2. 手术护理

（1）术前准备。做好常规检查，准备器械物品；嘱患者用 0.1% 氯己定液含漱 2 分钟。

（2）术中配合。协助医生进行龈上洁治术或龈下刮治术去除牙结石和牙菌斑，去除不良修复体和食物嵌塞。冲洗牙周袋，涂布 1% 碘甘油。如患牙松动不可保留则配合医生行拔牙术。

（3）术后护理。嘱患者注意保护创口，24 小时内不要漱口、刷牙，进食温软饮食。遵医嘱服抗生素以防止感染，术后 1 周拆线，6 周内勿探测牙周袋。

3. 病情观察　观察患者术中出血情况、术后创面愈合情况。

4. 心理护理　向患者介绍牙周炎的预防保健知识，消除患者的焦虑心理，使其积极配合治疗。

（六）健康教育

1. 告知患者自我维护口腔卫生的重要性，做好口腔卫生保健指导。

2. 牙周炎洁治或刮治术后应定期复诊，以巩固疗效，防止疾病复发。

第3节 口腔黏膜病患者的护理

案例 18-4

患者，女，1岁半。主诉：发现口内黏膜及口唇部有疱1天。2天前患儿发热，昨天拒食，流涎增多。查体：患儿发育正常，营养中等。体温38.2℃。口唇黏膜、舌、牙龈广泛充血水肿，有成簇透明的小水疱，部分水疱破溃形成浅表小溃疡。上唇肿胀明显，在唇红与口周皮肤可见成簇小水疱，并可见疱破渗出液形成黄色痂皮。颌下淋巴结肿大，有压痛。诊断：疱疹性龈口炎。

问题：1. 试述该患儿的主要护理诊断。

2. 如何对该患儿进行护理？

一、复发性口腔溃疡

（一）概述

复发性口腔溃疡（recurrent oral ulcer，ROU）亦称复发性阿弗他溃疡，是最常见的口腔黏膜病，本病具有周期性、复发性、自限性，灼痛感明显。病因复杂，多见于女性，与免疫、消化道疾病、病毒感染、遗传、内分泌失调、工作环境、心理环境等有关。

（二）护理评估

1. 健康史　了解患者近期有无上呼吸道感染，精神紧张、情绪波动或过度劳累、消化系统疾病等诱因。

2. 身心状况

（1）身体状况。临床可分轻型、重型和疱疹样阿弗他溃疡三型。

1）轻型，最常见。溃疡不大，好发于唇、颊、舌黏膜。有红、黄、凹、痛特征。整个发作期一般持续10～14天，具有不治而愈的自限性。

2）重型，又称腺周口疮。溃疡大而深，似弹坑，可深达黏膜下层甚至肌层，周边红肿隆起，扪之基底较硬，发作期可长达月余甚至数个月，溃疡疼痛较重，愈合后可留瘢痕。

3）疱疹样阿弗他溃疡，又称口炎型口疮。溃疡小而多，散在分布于黏膜任何部位，直径约2mm，可达数十个之多，似满天星，相近溃疡可融合成片，黏膜充血发红，疼痛较重，唾液分泌增加。

（2）并发症可有继发性口腔感染。

（3）心理、社会状况。因溃疡反复发作，疼痛且疗效不佳，患者常痛苦、焦虑，求治心切。

考点 复发性口腔溃疡的临床表现

（三）治疗要点

局部治疗主要是消炎，止痛，防止继发感染，促进愈合。全身治疗为对因治疗、控制症状、减少复发、争取缓解。

（四）主要护理诊断/问题

1. 急性疼痛　与口腔黏膜受损有关。

2. 焦虑　与溃疡反复发作、难以根治有关。

（五）护理措施

1. 一般护理　嘱患者充分休息，给予全流质、半流质温凉易消化饮食，避免刺激性食物。

2. 用药护理　护士遵医嘱给予抗炎类药物膜剂或软膏置于溃疡面，观察药物疗效及副作用，观察溃疡面愈合情况及有无继发感染。遵医嘱全身给予糖皮质激素、免疫增强剂等药物治疗。

3. 心理护理　耐心解释病情，使患者对疾病有正确的认识并注意积极预防。

（六）健康教育

均衡饮食，少食刺激性食物，多食新鲜的水果和蔬菜，避免和减少诱发因素，防止复发。

二、口腔单纯疱疹

（一）概述

单纯疱疹是由单纯疱疹病毒（herpes simplex virus，HSV）所致的皮肤黏膜病。HSV 1 型主要引起口腔黏膜、咽、口周皮肤、面部、腰以上皮肤黏膜及神经系统的感染；HSV 2 型主要引起腰以下皮肤黏膜及生殖器的感染。由 HSV 1 型感染引起的口腔黏膜病损主要有原发性疱疹性口炎和复发性疱疹性口炎。

（二）护理评估

1. 健康史　了解患者是否有与疱疹患者接触史，近期有无上呼吸道感染、疲劳、消化不良或局部组织受刺激等诱因。

2. 身心状况

（1）身体状况

1）原发性疱疹性口炎，以 6 岁以下儿童多见，潜伏期为 4 ～ 7 天，出现发热、头痛、咽喉疼痛等急性症状，患儿烦躁哭闹、流涎。检查见口腔黏膜广泛性充血水肿，继而出现成簇针尖大小透明水疱，水疱破溃后可引起大面积糜烂，形成溃疡。整个病程需 7 ～ 10 天可自行愈合。

2）复发性疱疹性口炎，原发性疱疹感染愈合后，有 30% ～ 50% 的病例发生复发性损害。以成人多见。一般复发感染的部位在口唇或接近口唇处，故又称复发性唇疱疹。首先在口角、唇缘及皮肤出现典型成簇小水疱，接着糜烂、结痂，病程约 10 天，愈合后不留瘢痕，可有色素沉着。

（2）并发症。极少数患者可引起疱疹性脑膜炎。

（3）心理、社会状况。患儿常表现为躁动不安、哭闹拒食，家长多有焦虑心理。

（三）治疗要点

局部治疗抗炎、止痛、促进愈合。全身治疗抗病毒、对症和支持治疗。

（四）主要护理诊断 / 问题

1. 急性疼痛　与疱疹破溃形成溃疡有关。

2. 口腔黏膜完整性受损　与黏膜充血、水肿、溃烂有关。

（五）护理措施

1. 一般护理　充分休息，给予高热量、易消化的流质或半流质饮食。如有发热者给予物理或药物降温。

2. 用药护理　护士遵医嘱给患者全身应用抗病毒药物，口腔黏膜局部可用 0.1% ～ 0.2% 氯己定液等局部涂拭，促进消炎止痛，促进愈合。复发性唇疱疹可用 3% 阿昔洛韦软膏局部涂搽。

3. 病情观察　注意观察患儿的体温变化。

4. 心理护理　对患者或患儿家属耐心讲解疾病的发病原因及注意事项，解除其焦虑心理。

（六）健康教育

告知患者与家属，本病可复发，注意增强机体抵抗力。

自测题

A_1 型题

1. 根据四联因素学说，以下哪一项不是龋病的发病因素
   A. 细菌　B. 食物
   C. 宿主　D. 感染
   E. 时间
2. 目前认为龋病主要的致病菌是
   A. 变异链球菌
   B. 乳酸杆菌
   C. 放线菌
   D. 金黄色葡萄球菌
   E. 革兰氏阴性菌
3. 急性牙髓炎的应急护理措施是
   A. 让患者了解治疗目的
   B. 消除患者的恐惧心理
   C. 协助医生进行开髓引流术
   D. 指导患者按时复诊
   E. 以上都不对

（黄文玲）

第 19 章
口腔外科疾病患者的护理

第 1 节　牙拔除术患者的护理

案例 19-1

患者，男，45 岁。主诉：左上后牙自发性疼痛 3 天。现在影响进食和睡眠。既往体健，无肝炎等传染病史。查体：左上第三磨牙𬌗面见黄豆大龋洞，洞深，可探及牙髓，探痛明显，牙龈稍红肿，牙齿不松动。

问题：1. 该患者的护理诊断有哪些？

2. 请分析该患者能否立即拔牙？

（一）概述

牙拔除术是口腔颌面外科门诊最基础和常用的手术，也是治疗某些牙病和由其引起的局部或全身性疾病的手段。

（二）护理评估

1. 健康史　询问患者有无血液系统疾病、心血管系统疾病、糖尿病、甲状腺功能亢进、肾脏疾病、肝脏疾病、急性炎症、恶性肿瘤、神经精神疾病，女性患者是否处于月经期或者妊娠期，是否长期使用抗凝药物、肾上腺皮质激素治疗等拔牙禁忌证，询问药物过敏史。

2. 身心状况

（1）身体状况。患者感觉患牙或患牙周围组织疼痛，进而影响进食。

（2）并发症可有晕厥、术中出血、术后感染等。

（3）心理、社会状况。患者对拔牙会产生不同程度的紧张恐惧。

3. 辅助检查

（1）影像学检查。通过 X 线片检查，了解患牙自身状况、与邻近牙的关系等。

（2）血液相关检查。血常规、凝血功能、血液生化等检查。

（三）主要护理诊断 / 问题

1. 恐惧　与患者对拔牙的恐惧和对疼痛的担心有关。

2. 舒适度减弱　与拔牙创伤有关。

（四）护理措施

1. 一般护理　嘱患者餐后就诊，避免空腹拔牙。了解患者生命体征、身体及心理状况。

2. 手术护理　遵医嘱做好围手术期护理。

（1）术前护理。准备拔牙器械，协助患者用0.1%～0.2%氯己定液含漱，口内术区及麻醉穿刺区用1%碘伏消毒。

（2）术中护理。护士严格遵守和执行无菌操作技术标准，配合医生手术，协助劈牙和保护颞下颌关节，及时抽吸唾液、血液。密切观察患者拔牙中的意识、呼吸、面色变化。

（3）术后护理。嘱患者拔牙当天不能漱口、刷牙，以预防出血，次日可刷牙；术后2小时可进食，食物不宜过烫，避免用拔牙侧咀嚼；术后勿用舌舔伤口或反复吐唾、吸吮，以免破坏血凝块而引起出血；若术后有明显的大出血、疼痛、肿胀、发热、开口困难等症状，应及时复诊；有缝线者嘱术后5～7天复诊拆线。

3. 心理护理　向患者解释病情，消除患者恐惧、紧张情绪，使其积极配合治疗和护理。

第2节　口腔颌面部感染患者的护理

一、下颌第三磨牙冠周炎

案例 19-2

患者，女，18岁，主诉：右下后牙牙龈反复肿痛1年。患者诉近1年来右下后牙牙龈反复肿痛，自服消炎药可好转，2天前出现右下后牙牙龈肿痛加重，张口困难。查体：右下第三磨牙区牙龈红肿，可见盲袋，挤压有黄色脓液溢出，右下第三磨牙未完全萌出。张口度Ⅱ度。

问题：1. 请问患者的护理诊断有哪些？

2. 对该患者应采取哪些护理措施？

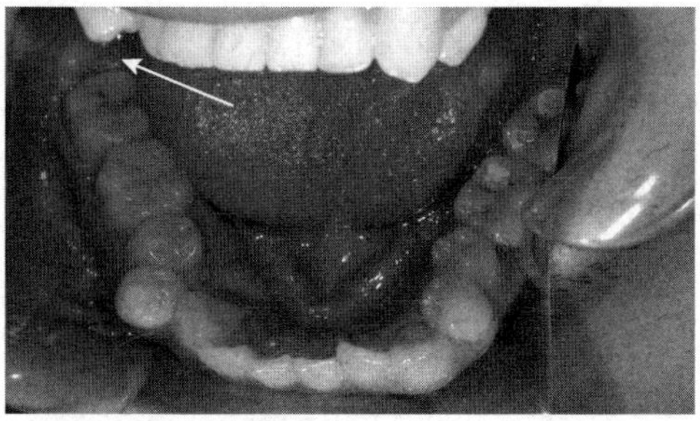

图 19-1　未完全萌出的下颌第三磨牙

（一）概述

下颌第三磨牙冠周炎是指在萌出不全或阻生时的第三磨牙牙冠周围软组织发生的炎症。常见于18～25岁的青年。第三磨牙（图19-1）牙冠可部分或全部被龈瓣覆盖，它们之间形成较深的盲袋，食物及细菌极易嵌塞于盲袋内，当全身抵抗力下降、局部细菌毒力增强时可引起冠周炎的急性发作。

（二）护理评估

1. 健康史　了解患者口腔卫生情况，有无牙痛、咀嚼困难或张口受限等表现，询问疾病发作次数等。

2. 身心状况

（1）身体状况。患侧磨牙后区胀痛不适，当进食咀嚼、吞咽、开口活动时疼痛加重，感染侵及咀嚼肌时出现张口受限。全身出现畏寒、发热、头痛、全身不适等症状。探针检查可触及未萌出或萌出不全的下颌第三磨牙，牙冠被肿胀的龈瓣覆盖，形成盲袋，龈瓣边缘糜烂，有明显触痛，或可从盲袋内压出脓液。患侧下颌下淋巴结肿大、压痛。

（2）并发症。可引起颌面部间隙感染、骨膜下脓肿、面颊瘘等。

（3）心理、社会状况。患者因疼痛剧烈而进食说话受阻，产生焦虑和紧张心理。

考点 下颌第三磨牙冠周炎的临床表现

3. 辅助检查　血常规显示白细胞总数增多。X 线片可了解智齿的生长方向、位置等情况。

（三）治疗要点

急性期以消炎、镇痛、切开引流为主。慢性期配合医生消除盲袋或拔牙。

（四）主要护理诊断 / 问题

1. 急性疼痛　与冠周组织感染有关。

2. 吞咽障碍　与牙龈肿胀、疼痛有关。

（五）护理措施

1. 一般护理　急性期注意休息，进流质饮食，戒除烟酒，勤漱口。

2. 用药护理　协助医生用钝头冲洗针交替使用 3% 过氧化氢溶液和生理盐水冲洗盲袋，清除龈袋内的食物残渣、坏死组织和脓液，擦干后置 1% 碘甘油入盲袋内，每日 1 ～ 3 次。感染严重的遵医嘱应用足量抗生素，并观察其疗效和药物不良反应。

3. 手术护理　冠周脓肿形成时，协助医生切开引流。

4. 病情观察　仔细询问患者自觉症状，密切观察患者体温、张口受限情况等。

5. 心理护理　消除患者恐惧心理，使其积极配合治疗和护理。

（六）健康教育

对患者讲解下颌第三磨牙冠周炎的发病原因及早期治疗的重要性，要遵医嘱尽早治疗，防止复发。

二、口腔颌面部间隙感染

（一）概述

颌面部间隙感染是颌面和口咽区潜在间隙中化脓性炎症的总称。口腔颌面部解剖各层组织间均有致密的筋膜包绕。这些间隙由疏松结缔组织或脂肪组织填充，相邻间隙之间互相通连，可分为眶下间隙、颊间隙、颞间隙、咬肌间隙、翼下颌间隙、颞下间隙等。

口腔颌面部间隙感染常为牙源性感染，如智齿冠周炎、根尖周炎等；其次是腺源性感染，多见于婴幼儿，由扁桃体炎、颌面部淋巴结炎等扩散所致。口腔颌面部最多见是需氧菌与厌氧菌的混合感染，致病菌多为溶血性链球菌、金黄色葡萄球菌。

（二）护理评估

1. 健康史　仔细询问病史，了解患者是否存在未经彻底治疗的牙病、上呼吸道感染、外伤等诱发因素。

2. 身心状况

（1）身体状况。当炎症侵及喉部、咽旁、口底等时，可出现张口受限和呼吸困难。常伴高热，严重者可出现昏迷、休克。浅层间隙的脓肿形成后可扪及波动感，深层间隙感染可表现为轻度肿胀、深压痛，脓肿不易自行破溃也不易触及波动感。

（2）并发症。可引起眶内蜂窝织炎、海绵窦血栓静脉炎、多间隙感染等。

（3）心理、社会状况。口腔颌面部间隙感染因症状严重，患者易产生焦虑、烦躁心理。

3. 辅助检查　血液检查可见白细胞计数明显升高。

考点 颌面部间隙感染的临床特点

（三）治疗要点

局部抗感染治疗，感染控制后及时清除病灶；全身合理使用抗生素和对症处理。

（四）主要护理诊断 / 问题

1. 急性疼痛　与炎症反应引起组织肿胀有关。

2. 自主呼吸障碍　与组织肿胀挤压咽腔、气管有关。

（五）护理措施

1. 一般护理　急性期应卧床休息，给予高营养、易消化的流质饮食，张口受限者可用吸管进食。

2. 用药护理　遵医嘱使用抗生素并观察药物的副作用。症状严重的给予止痛、镇静剂。

3. 手术护理　按脓肿切开引流术护理。

4. 病情观察　观察脓肿大小、性状等变化。脓肿切开后，引流是否通畅。

5. 心理护理　耐心解释病情和治疗方案，缓解患者焦虑情绪。

（六）健康教育

普及口腔健康知识，积极防治口腔疾病，降低口腔颌面部炎症发病率，指导患者治疗患牙，对不能保留的患牙应及早拔除。

第 3 节　口腔颌面部损伤患者的护理

（一）概述

口腔颌面部损伤多因工伤、运动损伤、交通事故和生活中的意外伤害所致。由于口腔颌面部系统特殊的解剖生理特点，损伤后可造成组织器官不同程度的功能障碍，甚至引起面部畸形。

（二）护理评估

1. 健康史　详细询问损伤的原因、时间、伤后症状、是否进行救治及救治情况。

2. 身心状况

（1）身体状况。临床上以软组织损伤、牙与牙槽骨损伤、颌骨骨折较为多见。

1）口腔颌面部软组织损伤，闭合性损伤常见有挫伤，表现为疼痛、肿胀、皮肤变色等。开放性损伤常见有割伤、刺伤等，表现为皮肤破损、伤口出血疼痛、面颊软组织撕裂等症状。

2）牙与牙槽骨损伤，多在前牙区，常因碰撞、打击、跌倒或咀嚼硬物引起，轻则牙体松动，重则牙脱位、牙折断、牙槽骨折、咬合关系紊乱。

3）颌骨骨折，表现为局部疼痛，牙齿错位、张口受限，骨折片移位可引起面形改变。

（2）心理、社会状况。患者因意外伤害、面容毁损、疾病预后等出现恐惧、焦虑。

3. 辅助检查　曲面体层片、口腔颌面锥形束 CT、螺旋 CT 检查帮助了解是否有骨折、异物等。

（三）治疗要点

有生命危险时，先抢救患者生命。软组织伤要及时清创复位缝合。牙轻度挫伤的调𬌗即可，严重的行结扎固定，牙折断暴露牙髓者先做根管治疗，再修复牙冠。

（四）主要护理诊断 / 问题

1. 急性疼痛　与外伤、骨折有关。

2. 自主呼吸障碍　与骨折后组织移位阻塞咽喉或是误吸血性分泌物入气管有关。

（五）护理措施

1. 急救护理　密切观察患者生命体征，准备好急救用品，做好手术准备。对有窒息的，及时协助医生进行气管切开术；有急性出血的，应协助医生止血。

2. 手术护理　医生在进行清创术、气管切开术、复位固定术等操作时，护士应做好护理及治疗配合。术后指导患者宜进清淡流质或半流质饮食。

3. 病情观察　注意观察患者生命体征；观察伤口是否有出血和感染迹象。

4. 心理护理　安抚患者及家属的情绪，以便其正确对待伤情，配合治疗。

（六）健康教育

颌间牵引的患者应注意口腔卫生。对颌骨骨折患者，应帮其掌握开口训练的时机和方法。

第 4 节　三叉神经痛患者的护理

（一）概述

三叉神经痛是在三叉神经分部区域内出现阵发性、针刺样、电击样剧烈疼痛，历时数秒至数分钟，间歇期无症状。以中老年女性多见，多数为单侧性。临床上通常将三叉神经痛分为原发性和继发性两种。原发性三叉神经痛至今病因不明。继发性三叉神经痛与炎症、外伤、肿瘤、颅骨畸形及多发性硬化疾病等侵犯三叉神经有关。

（二）护理评估

1. 健康史　了解患者口腔卫生及全身健康情况。

2. 身心状况

（1）身体状况。扳机点常位于牙龈、牙、上下唇、鼻翼、口角及颊部黏膜处，对此点稍加触碰，立即引起疼痛发作。疼痛可持续数秒、数十秒或几分钟，突发突止，病程呈周期性发作，发作期可持续数周或数月，然后进入缓解期。随着病程迁延发作次数将逐渐增多，发作时间延长，间歇期缩短，甚至为持续性发作，很少自愈。发作时常伴有颜面表情肌的痉挛性抽搐。继发性三叉神经痛还可存在感觉减退、麻木、角膜反射迟钝或消失，疼痛呈持续性等，常合并其他脑神经病变症状。

（2）心理、社会状况。因恐惧疼痛，患者表现出面色憔悴，情绪低落。

3. 辅助检查　神经功能检查和影像学检查可以明确是原发性还是继发性三叉神经痛。

（三）治疗要点

原发性三叉神经痛首选药物治疗，无效时选用其他治疗方法。继发性三叉神经痛应针对病因治疗。

（四）主要护理诊断 / 问题

1. 急性疼痛　与口腔颌面部短暂、剧烈疼痛有关。

2. 体象紊乱　与扳机点造成疼痛导致患者不敢洗脸、刷牙有关。

（五）护理措施

1. 一般护理　嘱患者进流质饮食，防止营养不良。不能进食的患者给予静脉补液。

2. 治疗护理　卡马西平是目前治疗原发性三叉神经痛的首选药物。护士遵医嘱用药并观察药物副作用。依据患者病情，护士配合医生行中医中药、针刺疗法、理疗、注射治疗等。

3. 心理护理　护士对患者耐心解释治疗方案，消除患者的焦虑、恐惧心理。

考点 三叉神经痛的护理评估和护理措施

（六）健康教育

指导患者做好口腔护理，预防诱发，减少说话，禁止碰及面部扳机点，以免触发疼痛。

第 5 节　先天性唇腭裂患者的护理

（一）概述

唇腭裂是口腔颌面部常见的先天性畸形。其发生与遗传、环境、烟酒、营养、感染、损伤、药物、物理和内分泌等因素有关。

（二）护理评估

1. 健康史　评估患儿的全身健康状况及家族史，询问有无药物过敏史及传染病史。

2. 身心状况

（1）身体状况。评估病变影响患儿进食、吸吮、发音、呼吸等功能的程度。患儿因进食及吮吸困难，可出现营养和发育不良。

（2）心理、社会状况。患儿可表现为自卑、孤僻、胆小等心理。

（三）治疗要点

手术修复。

（四）主要护理诊断 / 问题

1. 吞咽障碍　与腭裂造成的生理缺陷有关。

2. 言语沟通障碍　与说话不清有关。

（五）护理措施

1. 一般护理　指导家属给患儿用汤匙喂母乳或鼻饲流质饮食；预防上呼吸道感染。

2. 手术护理　一般建议唇裂整复术的年龄以 3 ～ 6 个月为宜，体重达 5 ～ 6kg 以上，腭裂整复术的年龄在 2 岁左右。按全麻手术常规护理准备。

3. 病情观察　密切观察体温、伤口出血情况，注意伤口是否裂开，是否有药物不良反应。

（六）健康教育

对家长积极做好优生优育知识宣教，帮助家长学会正确的喂养方法和术后语言康复训练。

自 测 题

A_3/A_4 型题

（1～2 题共用题干）

患者，女，24 岁，主诉：右下后牙反复肿痛 5 天，伴张口困难 1 天就诊。查体：患者右侧面部肿胀，张口疼痛，张口度Ⅱ度，右下第三磨牙低位阻生，牙冠周围牙龈红肿，挤压盲袋有脓溢出。

1. 该患者的医疗诊断为

A. 第三磨牙冠周炎　B. 牙周炎

C. 牙龈炎　D. 急性牙髓炎

E. 根尖周炎

2. 对该患者的护理措施不正确的是

A. 遵医嘱使用抗生素

B. 配合医生局麻下立即拔除患牙

C. 3% 过氧化氢溶液和生理盐水交替冲洗盲袋

D. 协助医生进行脓肿切开引流

E. 嘱患者待炎症消退后尽早拔除此牙

（黄文玲）

实训指导

眼科护理实训指导

实训 1　眼局部用药

（一）滴眼药水

【实训目标】 用于眼表面及眼前节给药，防治眼部疾病、散瞳或缩瞳、表面麻醉等。

【实训用物】 滴眼液、滴瓶（或滴管）、消毒棉签、治疗盘。

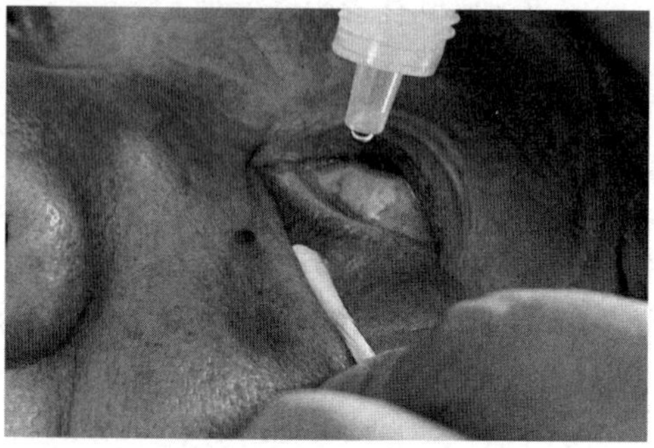

实训图 1-1　滴眼药水

【操作流程】

1. 护士操作前洗手，核对患者的姓名、眼别，检察滴眼液是否有变色、浑浊和沉淀。

2. 患者取坐位或仰卧位，头稍向后仰并向患侧倾斜。护士用左手示指拉开患者下睑，右手持滴管或眼药水瓶，距眼 1 ～ 2cm 将药液滴入下穹隆的结膜囊内（实训图 1-1），用手指将上睑轻轻提起，使药液在结膜囊内弥散，用棉签擦去流出的药液，嘱患者闭眼 1 ～ 2 分钟。

（二）涂眼药膏

【实训目标】 使药物作用较持久。用于手术后、睑闭合不全及眼前段疾病等。

【实训用物】 眼药膏、消毒圆头玻璃棒、消毒棉球、治疗盘。

【操作流程】

1. 护士操作前洗手，核对患者的姓名、眼别、药物的名称，检查眼药膏管口和玻璃棒是否光滑。

2. 患者体位同滴眼药水法。护士右手将开口处眼药膏先挤去一小段，将眼药膏直接挤入患者下穹隆部（实训图 1-2），或用玻璃棒蘸眼药膏少许，将玻璃棒连同眼药膏平放于下穹隆部，嘱患者闭眼，同时转动玻璃棒，依水平方向抽出，按摩眼睑使眼药膏均匀分布于结膜囊内。

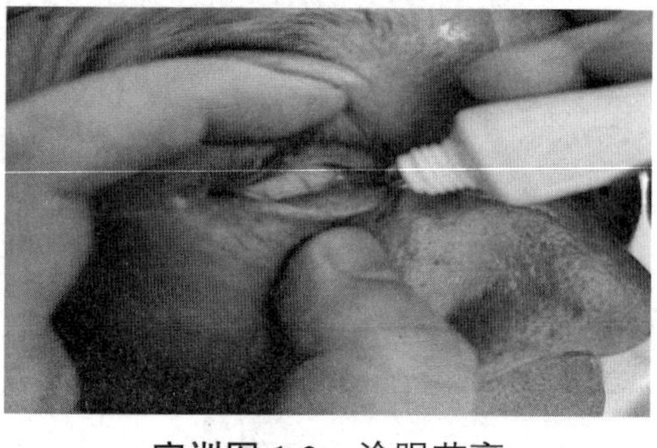

实训图 1-2　涂眼药膏

（三）球结膜下注射

【实训目标】 将药物注射到球结膜下的疏松间隙内，以提高药物在眼内的浓度，增强并延长药物作用时间，用于角膜及色素膜给药。

【实训用物】 1ml 注射器、4 ～ 6 号注射针头、

0.5% 丁卡因溶液、注射药物、消毒棉签、纱布眼垫、胶布条、消毒盘。

【操作流程】

1. 护士操作前洗手；核对患者姓名、眼别及药物名称。

2. 患者取坐位或仰卧位，患眼滴 0.5% 丁卡因溶液 3 次（每 3 ～ 5 分钟 1 次）。护士以左手分开上下眼睑，让患者注视某一方向，以暴露注射部位的球结膜，右手持装有药液的注射器，将针头避开血管挑起结膜，快速刺入注药（实训图 1-3），每次注射量一般为 0.1 ～ 0.5ml（根据药物而定）。注射完毕，拔出针头，给患者滴抗生素眼药水，盖纱布眼垫。

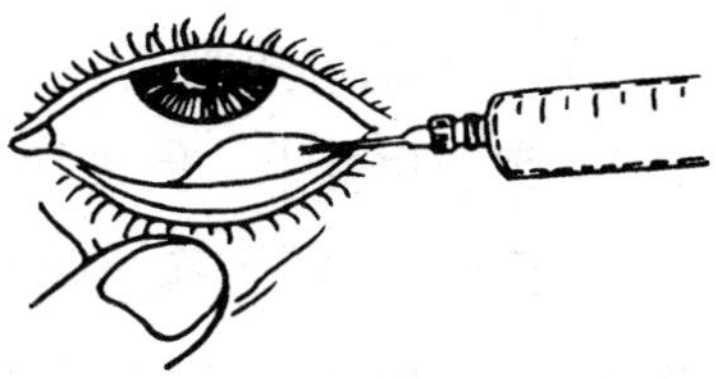

实训图 1-3　球结膜下注射

实训 2　结膜囊冲洗法

【实训目标】　清除结膜囊内的异物、酸碱化学物质和脓性分泌物及手术前清洁结膜囊。

【实训用物】　洗眼壶或冲洗用吊瓶、受水器、消毒棉球、冲洗液（如生理盐水、3% 硼酸溶液、2% 碳酸氢钠溶液等）。

【操作流程】

1. 护士操作前洗手；核对患者姓名及眼别。

2. 患者取坐位或仰卧位，头偏向一侧。受水器紧贴患眼侧颊部。护士分开上下睑，拿起洗眼壶，用冲洗液先冲洗眼睑皮肤，然后再冲洗结膜囊。冲洗上穹隆部时翻转眼睑，嘱患者向下看，冲洗下穹隆部时嘱患者向上看，同时眼球向各个方向转动，轻轻推动眼睑，充分冲洗结膜各部，用消毒棉球拭净眼睑及颊部水滴。将受水器内的污水倒出，消毒后备用。

实训 3　泪道冲洗法

【实训目标】　用于泪道疾病的诊断、泪道分泌物的冲洗和手术前的泪道清洁。

【实训用物】　注射器、泪道冲洗针头、泪点扩张器、受水器、0.5% 丁卡因溶液、冲洗用液（通常用生理盐水，治疗可用抗生素溶液）、消毒棉签。

【操作流程】

1. 护士操作前洗手；核对患者姓名及眼别。

2. 让患者取坐位或卧位，护士压迫患者泪囊将其中的分泌物挤出，然后将浸有丁卡因溶液的棉签置于上下泪点之间，闭眼 3 分钟。护士左手轻轻牵拉患者下睑，嘱患者向上方注视，右手持注射器将针头垂直插入泪小点 1.0 ～ 1.5mm，再转为水平向内插入 5.0 ～ 6.0mm，注入冲洗液。若有脓性分泌物溢出，为慢性泪囊炎；若冲洗液进入鼻腔或咽部表示泪道通畅，否则为泪道狭窄或阻塞。

实训4 眼部热敷与眼包扎法

（一）眼部热敷

【实训目标】 促进局部血液循环，消炎止痛，促进吸收。

【实训用物】 换药碗或保温杯、镊子、消毒纱布数块、凡士林膏、眼药膏、纱布垫、棉垫、热水、中药煎剂或其他含有药物的热敷溶液。

【操作流程】

1. 护士操作前洗手；核对患者姓名及眼别。

2. 护士先在患者眼睑及周围皮肤涂一层凡士林膏，结膜囊涂眼药膏闭眼，并盖以消毒纱布。将浸泡于45～50℃热水中的纱布垫，用镊子拧干，敷在患者眼睑的消毒纱布上，再盖上棉垫保温，纱布垫每3～5分钟更换一次，共敷20～30分钟。将煮沸的中药熏剂或沸水，倒入小热水瓶或保温杯内，嘱患者低头使患眼靠近，眼部与瓶口的距离以患者能耐受为度，每次熏蒸15～20分钟。

（二）眼包扎法

【实训目标】 使包扎敷料固定牢固；局部加压，起到止血作用；对于术后浅前房者，局部加压包扎，促进前房形成；预防角膜溃疡穿孔；部分眼部手术以后，减少术眼活动，减轻局部反应。

【实训用物】 窄卷绷带（长60cm、宽4.8cm）、眼药膏、眼垫、胶布。

【操作流程】

1. 护士操作前洗手，核对患者姓名及眼别。

2. 单眼绷带包扎法，患眼涂眼药膏，盖眼垫，护士先在患者眉心布置一条长约20cm的短绷带，缠绕时先由患侧耳上开始，经前额向后绕头1～2周以固定起端，向后经枕部绕过患侧耳下，引向前上方经过患眼至健侧耳上，再绕头一周，并如前缠绕，反复多次，最后将绷带绕头1～2周，末端以胶布固定，并结扎留置的短绷带。

3. 双眼绷带包扎法，护士给患者双眼涂眼药膏，用眼垫包扎，绷带按“8”字形包扎双眼。起端如以右侧为起点（左侧也可），耳上部绕1～2周后，经前额向下包左眼，由左耳下方向后经枕骨粗隆绕至右耳上方，经前额至左耳上方，向后经枕骨粗隆下方至右耳下方，向上包右眼，呈“8”字形状。如此连续缠绕数周后再绕头2圈，用两根胶布上下平行固定。

耳鼻咽喉科护理实训指导

实训5 外耳道清洁法

【实训目标】 熟练掌握清除外耳道耵聍或细小异物的方法，以达到清洁或治疗目的。

【实训用物】 冲洗球或20ml去针头的注射器、弯盘、生理盐水、小棉签、纸巾。

【操作流程】

1. 操作前准备

（1）护士着装整齐，剪指甲、洗手，准备用物。

（2）操作前核对患者信息及操作项目，解释操作方式及作用，以取得患者配合。

2. 操作中

（1）患者采取坐位，头向健侧偏斜，如为小儿，由陪伴者协助固定头部。

（2）操作中再次核对患者信息及操作项目。

（3）肩颈部铺治疗巾，弯盘紧贴患侧耳垂下方，使冲洗液能流入弯盘中。

（4）外耳道冲洗（实训图 5-1）。

1）冲洗器盛上温的生理盐水。

2）左手向后上轻拉患侧耳郭（小儿向后下方牵拉）。

3）右手持冲洗器向外耳道后上壁匀速注入生理盐水，借水的回流力量，将耳道内异物、耵聍等冲出。

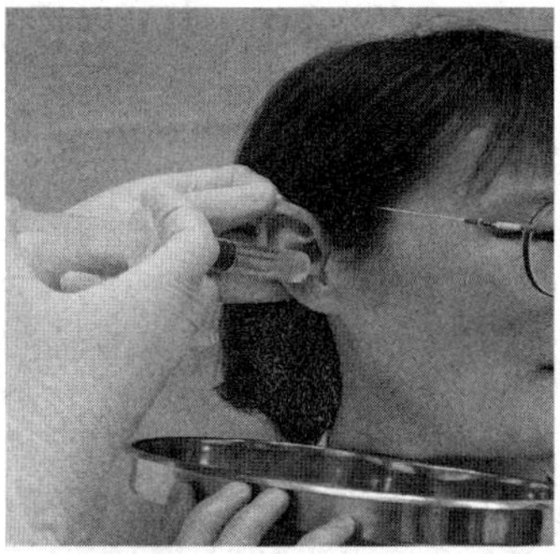

实训图 5-1 外耳道冲洗

3. 操作后

（1）冲洗干净后，用棉签拭净外耳道及面颈部。

（2）检查鼓膜及外耳道情况。

（3）操作后再次核对患者信息及操作项目。

（4）必要时（遵医嘱）用抗生素滴耳液滴入外耳道。

实训 6 鼻腔冲洗法

【实训目标】 熟练掌握鼻腔冲洗方法，以达到鼻腔鼻窦手术前准备，萎缩性鼻炎、鼻部手术或放疗后去除鼻腔部痂皮，促进黏膜功能恢复的目的。

【实训用物】 鼻腔冲洗器或灌洗桶、橡皮管、受水器、橄榄头、500 ～ 1000ml 0.9% 氯化钠温溶液。

【操作流程】

1. 操作前准备

（1）护士着装整齐，洗手、戴口罩，准备用物。

（2）操作前核对患者信息及操作项目，解释操作目的、过程和配合方法，以取得患者配合。

2. 操作中

（1）再次核对患者信息及操作项目。

（2）体位

1）患者取坐位，头稍低，张口呼吸，颏下置受水器。

2）准备一次性鼻腔冲洗器或将盛有 0.9% 氯化钠温溶液的鼻腔冲洗器或灌洗桶挂在距头顶约 1m 的高度。

（3）冲洗

1）连接灌洗桶的橡皮管，接好橄榄头后塞入患侧的前鼻孔。

2）开放控制夹，冲洗液即从一侧鼻腔进入，从对侧鼻腔或口腔流出。

3）两侧鼻腔交替进行。

3. 操作后

（1）冲洗完毕，用纸巾擦干面部及鼻腔残余冲洗液。

（2）观察患者有无头部及耳部不适，是否冲洗干净。

（3）操作后再次核对患者信息及操作项目。

（4）整理用物。

实训 7　超声雾化吸入法

【实训目标】 熟练掌握超声雾化吸入法的操作技能，了解操作中的注意事项及适用于哪些疾病，如急、慢性咽炎，急、慢性喉炎，气管、支气管炎，气管切开术后、喉全切除术后等。

【实训用物】 一次性雾化装置、超声雾化器、注射器、治疗用药（遵医嘱选择抗生素、糖皮质激素、复方安息香酊、薄荷醋等）。

【操作流程】

1. 操作前准备

（1）护士着装整齐，洗手、戴口罩，准备用物。

（2）操作前核对患者信息及操作项目，解释操作目的、过程和配合方法，以取得患者配合。

2. 操作中

（1）再次核对患者信息及操作项目。

（2）根据患者情况采取坐位或头高卧位。

（3）将治疗用药液用注射器滴入雾化器或杯内热水中。连好一次性雾化装置和超声雾化器。

（4）向患者解释吸入方法及操作要点，教会患者张口深吸气的方法，对准气流，张口吸气，闭口呼气。

（5）治疗时间每次 20 ～ 30 分钟。

3. 操作后

（1）协助患者叩背、咳痰及漱口。予患者舒适体位，避免因受凉或过度换气而头晕。

（2）操作后再次核对患者信息及操作项目。

（3）整理用物、清洗雾化器并消毒。

实训8　鼻腔滴药法

【实训目标】 检查和治疗鼻腔、鼻窦及中耳疾病。

【实训用物】 滴鼻药物、滴管或喷雾器、棉球。

【操作流程】

1. 嘱患者轻轻擤出鼻内分泌物或洗鼻。

2. 体位

（1）仰卧垂头位。嘱患者仰卧于床上，头向后伸、肩下垫枕、头后仰，前鼻孔向上，以免药液流入咽部。

（2）坐位。患者取坐姿，头尽量后仰。

（3）侧卧位。嘱患者取侧卧位，患侧向下。

3. 滴药　护士将药液距患侧鼻孔 1 ～ 2cm 处滴入鼻腔 3 ～ 5 滴，或用喷雾器将药液喷入鼻腔，轻轻捏鼻翼，使药液和鼻腔黏膜广泛接触，5 ～ 10 分钟后即可以坐起。

常采用仰卧垂头位，如采用侧卧位时，患侧应向下。滴入药液 3 ～ 5 滴，并轻轻吹气，使药液与鼻腔黏膜广泛接触，3 ～ 5 分钟后恢复正常体位。另外，也可使用喷雾器将药液喷入鼻腔。

实训9　咽喉涂药及喷药法

【实训目标】 咽喉部手术或内镜检查时的麻醉，慢性咽喉炎的治疗。

【实训用物】 喷雾器、各种治疗药物、压舌板、卷棉子或长棉签等。

【操作流程】

1. 患者取坐位，将舌自然平放，张口发“啊”长音，压舌板轻压舌前 2/3 处，操作者用卷棉子或长棉签将药物直接涂于患处。

2. 若采用喷药则喷雾器对准腭垂、软腭、咽后壁、舌根、扁桃体及腭咽弓、腭舌弓，反复喷药 3 ～ 4 次，每次喷 3 ～ 4 下。

3. 若需要喉部喷雾则在上述治疗后，嘱患者将舌伸出并用纱布包裹舌前 1/3 拉出口外，尽量张大并做深呼吸，将喷雾器头向下弯折对准喉部，在患者吸气时将药液喷入，每次 3 ～ 4 下，共进行 3 ～ 4 次。

口腔护理实训指导

实训10　口腔器械的临床使用

【实训目标】

1. 认识口腔科常用器械并了解其用途。

2. 熟练掌握口腔科四手操作，平稳而迅速地传递器械。

【实训用物】 口腔科治疗椅、器械车、口腔科常用器械。

【操作流程】

1. 认识口腔科常用器械

（1）口腔器械盒。包括口镜、镊子、探针。口镜用于口腔检查及治疗时牵引颊部及推压舌体，注意操作时左手持口镜，勿用口镜边缘压迫牙龈，使患者产生疼痛或不适感。探针用于口腔检查，近牙颈部检查时，注意探针的工作端应紧贴牙面并沿龈缘检查，避免锐器的工作端刺伤牙龈；检查点隙裂沟时，应注意邻面粗糙部位以及探查龈缘下的龋洞，以免误诊。镊子用于检查牙齿松动度和夹持敷料、器械等物品。

（2）口腔手机、车针。均分高速、低速两种，主要用于磨牙、备洞、调改颌面、牙面的打磨抛光。

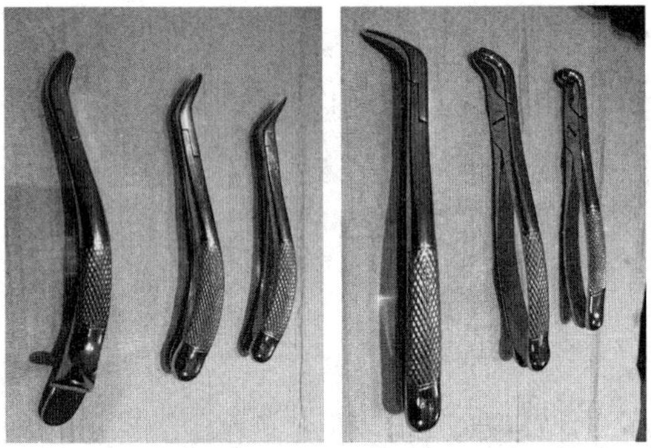

A. 上颌拔牙钳　　B. 下颌拔牙钳

实训图 10-1　拔牙钳

（3）根管扩大针。用于根管的预备。分为 K 型、H 型、C.H 型。注意保持工作端的清洁及螺纹相连；操作时，工作端只能向根管方向进入，以防工作端折断。

（4）充填器。用于窝洞的充填。

（5）拔牙钳（实训图 10-1）。可分上下颌拔牙钳。

（6）调拌刀和碗。用于调拌制作口腔模型的材料。

（7）托盘。分有孔和无孔托盘，用于盛装印模材料。

（8）机扩根测一体机。用于测定根管的长度和扩大根管。

2. 口腔科四手操作　在口腔诊疗过程中，医护都采取舒适的坐位操作，患者采取放松的仰卧位，医护双手同时在口腔治疗中完成各种操作，平稳、迅速地传递所用器械及材料，从而提高工作效率及医疗质量。

（1）医、护、患的位置关系（实训图 10-2）。医生 7 ～ 12 点，护士 2 ～ 4 点，传递区 4 ～ 7 点，静止区 12 ～ 2 点。

（2）术中配合。协助医生拉开口角，保持手术区域视野清晰，及时准确传递与交换器械工作。

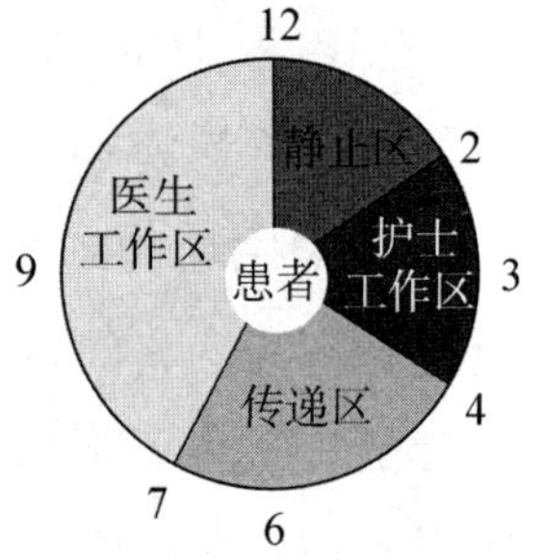

实训图 10-2　医、护、患的位置关系图

实训 11　口腔常用材料调制法

【实训目标】

1. 学会口腔科常用材料的调拌方法。

2. 熟悉口腔科临床常见治疗所需材料的准备。

【实训用物】

1. 材料准备　磷酸锌水门汀、氧化锌丁香酚水门汀、玻璃离子水门汀、藻酸盐印膜材料。

2. 用具准备　玻璃板、调拌纸、75% 乙醇棉球、橡皮碗及调拌刀。

【操作流程】

1. 磷酸锌水门汀调制法

（1）分别取适量的粉剂和液体置于玻璃板的两端，两者相距 3 ～ 4cm。粉液比例为（1.2 ～ 1.5g）：0.5ml。

（2）用调拌刀将粉剂分成 2 份。

（3）一手固定玻璃板，另一手持调拌刀，将粉剂逐份加入液体中，用旋转推开法将粉液充分混合后用折叠法将材料收集在一起。调拌时间为 1 分钟左右。

（4）调拌后及时用清水清洗调拌用具，消毒备用。

2. 氧化锌丁香酚水门汀调制法

（1）取适量的氧化锌粉和丁香油放在玻璃板上，两者相距 3 ～ 4cm，粉液比例为（1.5 ～ 1.8g）：0.5ml。

（2）用调拌刀将粉末分为三份，首份为 1/2，第二份为 1/4，第三份为剩余的 1/4。

（3）调拌时将粉剂逐次加入丁香油中，同一方向旋转调和，粉液充分调匀至所需稠度。调拌时间为 1 分钟左右。

（4）调拌后用 75% 乙醇棉球清洁调拌用具。

3. 玻璃离子水门汀调制法

（1）取适量的粉剂和液体置于调拌纸的两端，粉液重量比为 2.5 ：1；体积比为 1 匙粉：1 滴液。

（2）一手固定调拌纸，另一手持调拌刀，将粉剂分次加入液体中，旋转推开法将粉液充分混匀，根据医生需要调拌成糊状或面团状，调拌时间为 1 分钟左右。

（3）调拌完成后，撕下用过的调拌纸，用密封袋将剩余调拌纸包装保存，以防污染。

（4）操作完毕用 75% 乙醇棉球擦拭塑料调拌刀，消毒备用。

4. 藻酸盐印膜材料　取藻酸盐粉剂于橡皮碗内，再加清水，水粉比例按商品说明书，调拌时，调拌刀与橡皮碗内壁平面接触，速度由慢到快，同时转动橡皮碗，30 秒左右完成。

（姜宪辉　张　笑　包美荣　黄文玲）

主要参考文献

陈谦明，2020. 口腔黏膜病学 . 5 版 . 北京：人民卫生出版社

冯希平，2020. 口腔预防医学 . 7 版 . 北京：人民卫生出版社

郭金兰，2012. 五官科护理 . 2 版 . 北京：科学出版社

何三纲，2020. 口腔解剖生理学 . 8 版 . 北京：人民卫生出版社

李东风，古源，2019. 五官科护理 . 3 版 . 北京：高等教育出版社

罗汉萍，2018. 眼耳鼻咽喉口腔护理学 . 北京：科学出版社

孟焕新，2020. 牙周病学 . 5 版 . 北京：人民卫生出版社

全国护士执业资格考试用书编写专家委员会，2020. 2021 全国护士执业资格考试指导 . 北京：人民卫生出版社

孙虹，张罗，2018. 耳鼻咽喉头颈外科学 . 9 版 . 北京：人民卫生出版社

孙玉梅，张立力，2017. 健康评估 . 北京：人民卫生出版社

席淑新，赵佛容，2017. 眼耳鼻咽喉口腔科护理学 . 4 版 . 北京：人民卫生出版社

杨培增，范先群，2018. 眼科学 . 9 版 . 北京：人民卫生出版社

张秀梅，王增源，2015. 五官科护理 . 3 版 . 北京：人民卫生出版社

张志愿，2018. 口腔科学 . 9 版 . 北京：人民卫生出版社

周学东，2020. 牙体牙髓病学 . 5 版 . 北京：人民卫生出版社

自测题参考答案

第 1 章　1. C　2. A　3. D　4. E

第 2 章　1. A　2. E　3. E　4. D　5. B

第 3 章　1. C　2. E　3. A　4. D

第 4 章　1. C　2. C　3. C　4. D　5. A

第 5 章　1. C　2. D　3. A　4. D　5. E　6. C

第 6 章　1. E　2. D　3. A

第 7 章　1. D　2. A　3. C　4. E　5. C

第 8 章　1. A　2. C　3. E

第 9 章　1. B　2. A　3. E　4. B　5. B

第 10 章　D

第 11 章　1. A　2. D　3. A　4. C

第 12 章　1. C　2. A　3. B　4. B　5. E

第 13 章　1. D　2. D

第 14 章　1. C　2. E　3. A　4. E

第 15 章　1. B　2. B　3. E

第 16 章　1. E　2. E　3. B　4. C　5. D

第 17 章　1. D　2. A

第 18 章　1. D　2. A　3. C

第 19 章　1. A　2. B